U0312695

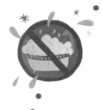

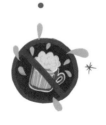

高原健康管理必备手册

主 编 戚继荣

副主编 王志华 崔红元 刘 江

青海人民出版社

图书在版编目（CIP）数据

高原健康管理必备手册 / 戚继荣主编 .-- 西宁：青海人民出版社，2020.7（2022.7 重印）

ISBN 978-7-225-05984-6

Ⅰ.①高… Ⅱ.①戚… Ⅲ.①高原医学—保健—手册 Ⅳ.①R188-62

中国版本图书馆 CIP 数据核字（2020）第 113424 号

高原健康管理必备手册

戚继荣　主编

出 版 人	樊原成	
出版发行	青海人民出版社有限责任公司	
	西宁市五四西路 71 号　邮政编码 :810023　电话 :（0971）6143426（总编室）	
发行热线	（0971）6143516 / 6137730	
网　　址	http://www.qhrmcbs.com	
印　　刷	青海雅丰彩色印刷有限责任公司	
经　　销	新华书店	
开　　本	787mm×1092mm　1/32	
印　　张	6.5	
字　　数	80 千	
版　　次	2020 年 7 月第 1 版　2022 年 7 月第 2 次印刷	
书　　号	ISBN 978-7-225-05984-6	
定　　价	28.00 元	

编委会成员

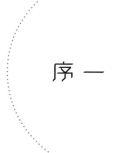

序 一

　　青藏高原是世界上海拔最高的高原。她举世无双的高度、耸立着的冰峰雪林、独特的生态多样性所带来的生物多样性以及遍布的江河湖泊等让青藏高原成了地球上最具魅力的一片净土。这里有着丰富的气、油、矿资源，这里有广阔的高山牧场，这里因汉、藏等多个民族文化的多元化而闪耀出高原精神的光辉，这就是她具有无比吸引力的源泉。

　　青藏高原是祖国的一块宝地。自1999年"西部大开发"以来，青藏高原迎来了社会、经济大建设、大发展的机遇，但这需要科技和人才的支撑。为此，党中央派出一批批援藏、援青的干部来到青藏高原的每个角落，他们带来的不仅是才智，更是祖国内地人民的情谊和期望。我在青海已经工作了半个世纪，作为西藏大学的特聘教授，在西藏也工作了近20年，我接触了许多奋战在青藏农牧、科技、教育和医学等领域的援助青藏的干部和博士团的成员，总是被他们的热情和忘我的工作所感动。但是，最令我担心的是他们的健康问题，因为这里是世界屋脊，有着极端的低氧环境，这也是我从事高原医学工作以来最关切的问题。

很有缘分的是，我有机会接触了中组部、团中央派遣的第二十批援助青海的医学博士团。他们来自我国的平原地区，都是具有扎实医学基础的骨干，他们来到青藏高原后立即感受到了高原低氧环境对人体的影响。这些影响高原疾病的特殊性、高寒低氧环境时人体的防护策略。他们从自己的感受入手，觉得应该撰写一本册子，让从平原来的人认识到高原对人体的影响，从而可以主动地采取一系列防护措施，减少低氧的损伤，尽早地达到高原习服。在戚继荣教授的牵头下，博士团的每名成员各写一节内容，各具特色，真是难能可贵。我有幸先读了此书内容，其特点有两方面：一是强调了高原健康管理的重要性；二是提出的措施清晰、条理分明、可操作性强，并容易看得懂、记得住、做得到。因此，本书不仅是援助青藏的干部做好保健的参

考书，也是对进入青藏高原地区人们的健

康指导，是一本很好的高原保健手册。

中国工程院院士　吴天一

序 二

　　青藏高原被称为"世界屋脊"，是世界上海拔最高的高原，素有"第三极"之称。因其独特的自然风光和宗教、人文氛围吸引着全世界各地的人们，每年都会有大批人员来高原旅游、投资，也会有全国各地援青、援藏的同志来到这块神奇的土地上做出贡献。

　　青藏高原地区有其独特的自然环境，但缺氧、干燥和低气压等问题对初到高原的人群来说是巨大挑战，如果缺乏相应的高原健康管理知识，便会出现明显的高原反应，甚至可能会诱发高原疾病，进而会影响到日常的生活和工作，也有可能危及生命安全。关注健康，守望相助，是每一位援青、援藏人员的心愿。本书用通俗易懂的语言将深奥的高原医学知识传递给每一位来到高原的旅游者、建设者以及长期生活和工作在高原的人们。

在中央组织部和青海省委组织部的关怀和指导下，中组部、团中央第二十批援青博士团成员和青海大学附属医院的专家们共同撰写了这本实用型的科普手册，全书涵盖高原的气候特点、初上高原的注意事项和针对各种高原反应的实用对策等内容，以一问一答的形式，通俗形象地传递了实用的高原科普知识。我们力求以创新思维，贴近大家的健康需求，用简单实用的方式，为大家解答了上高原前、初上高原、在高原旅居生活以及回到平原地区后等阶段的有关健康管理方面的问题。

青藏高原是我国天然的资源宝库，也

是人类共同的家园。响应习总书记号召、保护好地球生态文明是我们援青、援藏干部责无旁贷的责任。我们将树牢"四个意识",坚定"四个自信",坚决做到"两个维护"。我们会结合青藏高原的气候、环境的特点,用专业知识和形式多样的科普教育方法,给来自全世界和热爱这片土地的人们一些医学方面的建议。

感谢中央组织部和青海省委组织部领导的大力支持,感谢青海大学和青海大学附属医院领导的帮助,感谢青海民族大学团队精心绘制的插图,也感谢各位博士和专家的辛勤努力。本书的编写受水平所限,不足之处还请各位读者多多指正。

中组部、团中央第二十批援青博士团成员
戚继荣博士

目 录

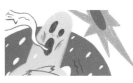

高原的气候特点 /001

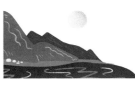

高原少数民族的习俗 /009

上高原前需要做的准备 /017

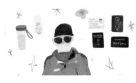

交通工具的选择和途中注意事项 /031

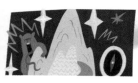

高原遇险自救与互救 /039

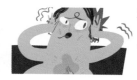

不适合上高原的人群 /059

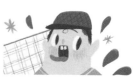

儿童在高原的注意事项 /063

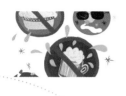

初上高原生活小建议 /071

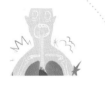

常见的应对高原反应的策略 /079

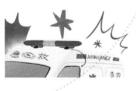

急性高原病的急救措施 /091

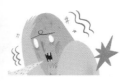

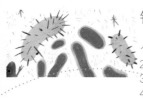

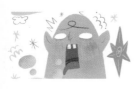

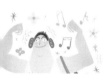

高原地区的睡眠及心理问题 /133

高原饮食与健康 /161

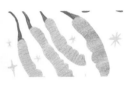

高原特产的功效及使用方法 /169

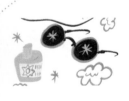

高原生活小贴士 /177

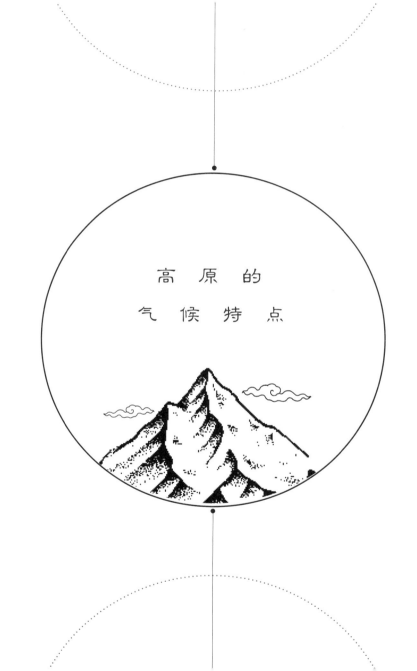

高 原 的

气 候 特 点

中组部　团中央第二十批援青博士团成员 ●

戚继荣

青海大学附属医院副院长 ●

南京医科大学附属儿童医院外科副主任　主任医师 ●

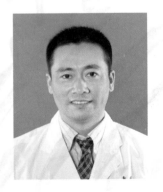

1 高原的定义是什么？

在青海召开的第六届国际高原医学大会上，各国高原医学及气象学家一致认为海拔 2500m 以上为高原地区。在诊断各类高原疾病时，患者居住的海拔高度一般在 2500m 以上。

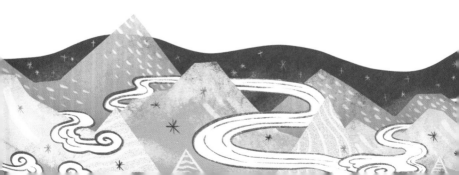

2 高原的
气候有
哪些特
殊性？

　　高原的地形、地貌及气候比较特殊，影响人体健康的主要因素有以下几种：

　　（1）低气压、低氧　　高原地区大气中的含氧量和氧分压随高度增加而递减，人体动脉血氧分压和饱和度也随之降低。

　　（2）天气寒冷且温差大　　高原的气温随海拔高度的提升而降低，每增高 1000m，气温平均下降 6.5℃，早晚温差大。高原大部分地区空气稀薄，白天时地面接收了大量的太阳辐射能量，地表温度快速上升，晚上时，地面散热极快，地面温度急剧下降，有时温差甚至达到 20 ～ 30℃。

（3）气候干燥、紫外线强　高原空气稀薄，紫外线辐射强度明显增加，风速大，体表散失水分的速度明显高于平原，加之人体呼吸加深、加快导致水分散出得更多。

（4）自然灾害频发　沙尘暴、山体滑坡、雪崩发生的频率较高。

3 高原特殊的环境对人体有哪些影响？

高原的低压低氧环境对人体存在如下影响：

（1）心血管系统　血压一般会上升 20~30mmHg，心率和平均肺动脉压也会相应升高，心脏负担增加。

（2）神经系统　会产生易疲劳、嗜睡、多梦、记忆力减退、注意力不集中、工作效率低下及早老、早衰等症状。

（3）消化系统　因消化腺体分泌减少、胃肠道蠕动受抑制、胃肠道功能减弱，会出现缺乏食欲、腹胀、腹泻或便秘、上腹部疼痛等消化道症状。

（4）呼吸系统 会出现气喘、胸闷、口唇发绀等症状，易导致慢性支气管炎、肺气肿、肺心病等病症。

（5）高原衰退症 会出现头痛、头晕、耳鸣、失眠、情绪不稳、体力衰退、工作能力下降等症状，女性出现月经不调、脱发、间歇水肿等症状，低气压和缺氧是主要原因。

（6）高原特发疾病 会出现如急性肺水肿、急性脑水肿、红细胞增多症、高原性心脏病等病症。

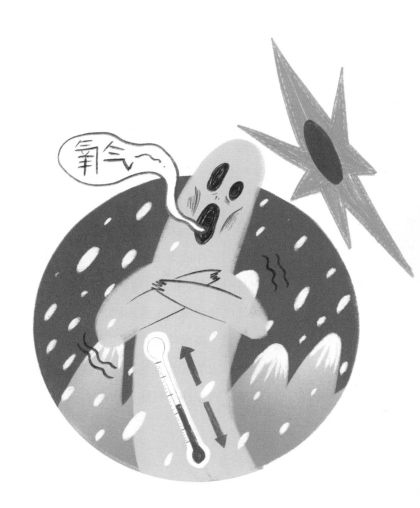

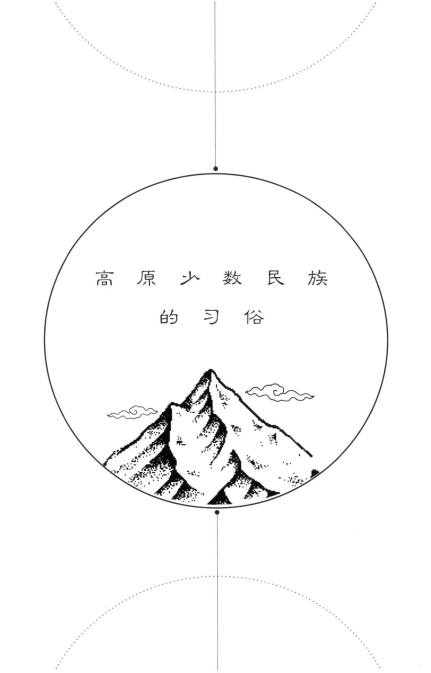

高 原 少 数 民 族

的 习 俗

青海民族大学副校长　青海干部网络学院常务副院长 ●

兼任青海省专家人才联合会副理事长　教授 ●

肖玉兰

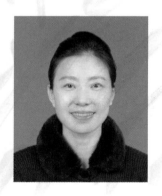

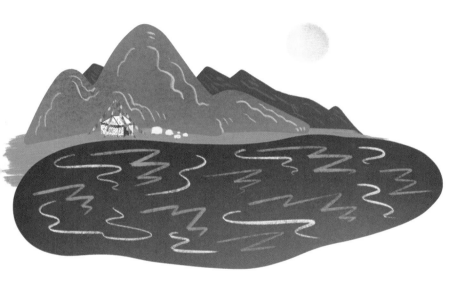

　　青藏高原——地球上离天空最近的地方，是黄河、长江、澜沧江的发源地，素有"世界屋脊"之美誉。这里历史悠久，文化灿烂，是多民族文化交往、交流和交融之地。

1.

你了解大美青海吗？

青海省以青海湖而得名，省府西宁市，现辖6个自治州和2个地级市，面积为72.23万平方公里。东西长1200多公里，南北宽800多公里，与西藏、新疆、甘肃、四川接壤。汉、藏、蒙古、回、土、撒拉族等多个民族在此世代繁衍生息，他们相互学习、交流，创造和发展了青藏高原独特而丰富的多元文化，在这里，俯首即是民俗，入乡问俗、入乡随俗、入乡问禁，是我们进入并融入这里的前提。

2 藏族的习俗有哪些?

　　藏族在我国境内主要分布在西藏、青海、四川西部、云南迪庆、甘肃甘南等地区。藏族独特的生活环境与生产方式造就了藏民族热情、好客等性格特征。献哈达是藏族迎送客人以及日常交往中的礼节。游客进入藏族的帐篷、居室时,不可用脚踩门槛,也不可以在他人面前吐痰。藏族群众信仰藏传佛教,遵循佛教"戒杀生""十善"等伦理规范。在途中会偶见身挂红、黄、绿布标的牛羊徜徉于郊野，这时不可随意驱赶、伤害，那是藏族放生的神物。到佛教寺院参观时，不可吸烟，不可擅自摸佛像、经书，在未经允许的情况下不要拍照，有些密宗护法殿禁止女性进入。

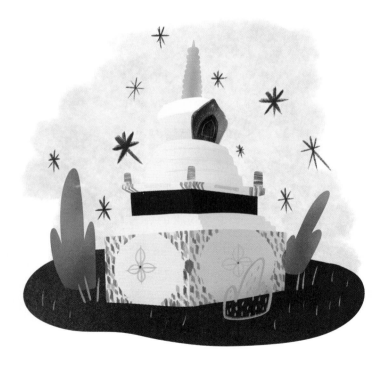

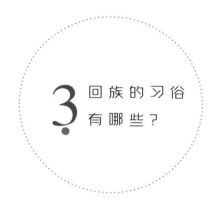

3. 回族的习俗
有哪些?

　　回族先民早在隋唐时期便已进入河湟地区,回族通用汉语,总体分布呈"大分散,小聚居"特点,回族信仰伊斯兰教,每年主要过开斋节、古尔邦节,均以伊斯兰教历计算。回族严格禁食自死物、猪肉,只能进食阿訇诵念"台斯米"之后屠宰的牛、羊、家禽和清真的加工食品。

　　在参观清真寺时,最好在穆斯林向导的指引和安排下参观游览,不能在寺内吸烟、唱歌以及大声喧哗,要保持肃穆的气氛。礼拜大殿不能随便进入,不能随便翻阅宗教典籍。

4. 蒙古族的习俗有哪些?

蒙古族世居草原,过着逐水草而居的游牧生活,但这种生存方式在现代社会被弱化。蒙古人喜食肉、奶酪,亦有炒面、面条、饼子等面食制品。蒙古族喜爱音乐、舞蹈。那达慕大会、祭敖包等活动是集宗教、民俗于一体的盛会,每年均会在草原举行。

到蒙古人家做客,进门时不能用脚踏门槛,也不准往火里吐痰和往火上倒水,女性无论成年与否都有辫结头发的习惯,忌散发或把头发剪短,忌在帽子上打补丁,忌用有裂缝的碗给长者或客人敬茶,忌敲打碗碟。蒙古族家里若有人生病或妇女坐月子要忌门,即要在蒙古包门前挂一红布条,门前放一堆烟火,远方来客,或家人外出归来,要跨过放置的火堆才可进屋,认为只有这样才不会把邪气带进家里。忌将刀具带入蒙古包,进门前要把这些放置门外侧。如果必须带入,则要把刀尖向外。

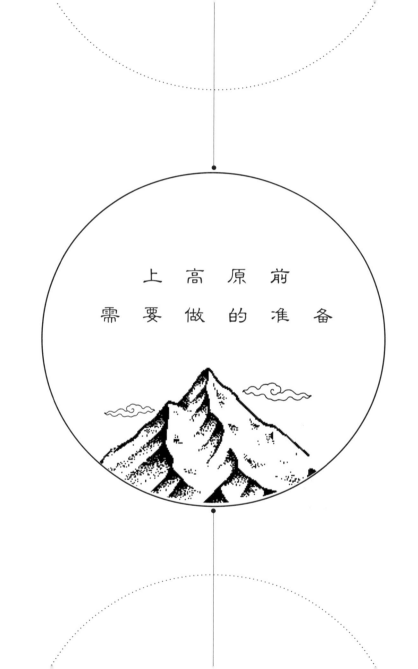

上 高 原 前
需 要 做 的 准 备

赵丹

中组部　团中央第二十批援青博士团成员 ●

青海省第五人民医院（青海省肿瘤医院）副院长 ●

国家癌症中心/中国医学科学院肿瘤医院妇科　主任医师 ●

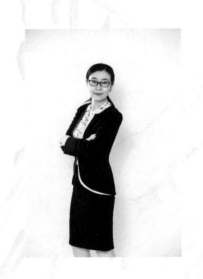

高原地区的气候寒冷干燥，随着海拔的上升，空气更加稀薄，氧含量随之减少，高原反应的发生率会随着海拔的上升而增加。当长时间生活在平原地区的人们第一次前往高原地区时，会不可避免地产生高原反应，这是机体适应性的调整和改变，那我们上高原前须做哪些准备呢？

（1）克服恐惧心理　　事先了解高原地区的地理环境、气候特点及与高原反应相关的知识，在心理上逐步建立起对高原环境的认知，消除畏惧心理。

1. 如何调整情绪变化及心理状态？

（2）避免精神过度紧张　　紧张会导致身体肾上腺素、皮质醇等激素分泌的增加，心跳会加快，呼吸频率增加甚至瞳孔会放大，这些症状增加了机体的氧耗，导致缺氧加重。因此，要学会舒缓紧张情绪，放松心态，减少机体氧耗，尽早适应高原环境。

（3）保持心情舒畅　　可通过适当运动、听音乐、看电影等方式缓解内心不良情绪，使精神放松，良好的心态有助于减轻高原反应。

2.

上高原前需要做健康检查吗？

如果你从未上过高原，一定要进行严格的体格检查，一旦发现有心、肺、脑、肝、肾等的病变，或有严重贫血、高血压等健康问题，请勿盲目进入高原。若无以上疾病，也必须采取必要的预防措施，如口服红景天等药物，并随身携带好部分急救药品，以防万一。

3.

上高原前如何做体能适应性训练？

生活在平原的人群进入高原后，体力会明显下降，有些人会发生急性或慢性高原病。但人体也具有强大的习服适应能力，通过合适的体能适应性训练，可以更快地适应高原环境。

（1）阶梯习服　阶梯习服是指在进入高原的过程中，阶梯上升，即平原人先在较低海拔的高原上居留一定时期，使机体对较低海拔的高原有一定的习服之后，再上到中等高度地区并停留一段时间，最后到达预定高度。

（2）预缺氧　　预缺氧是指机体经短暂时间的缺氧后，对后续的更长时间或严重缺氧性损伤具有强大的抵御和保护效应。机体持续稳定的适度缺氧刺激有助于建立缺氧适应，使机体维护自身平衡和内环境稳定。研究表明，一定程度的缺氧训练可使毛细血管增生，提高血液的载氧能力。

（3）体能训练　　上高原前，建议根据个人爱好采取长跑、登山、骑行等有氧锻炼，逐步提高心肺功能，增强机体适应能力，时间以一个月左右为佳。须注意的是，进入高原前一周应暂停或减缓训练，预防疲劳，以保证良好的体力和精力。

4. 上高原前需要准备哪些常备药物？

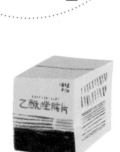

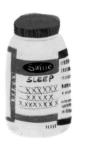

（1）乙酰唑胺　乙酰唑胺是美国食品药品管理局唯一批准的预防急性高原反应药物，主要通过酸化血液促进动脉氧合作用。预防用药时，成人推荐剂量为口服125 ~ 250 mg，每天两次，于上高原前二十四小时和上高原后四十八小时服用。其副作用为多尿和肢体感觉异常，建议在医生指导下使用。

（2）镇静助眠药或常见的安眠药　有助于在高原上有睡眠障碍时使用，有助于恢复体力。

（3）茶碱类药物　氨茶碱是一种经典的支气管扩张剂，有助于缓解气管痉挛，可增加膈肌的收缩力，降低缺氧引起的肺动脉高压，可强心利尿及清除肺部黏液。

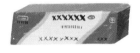

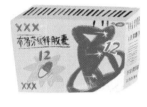

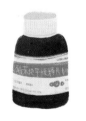

（4）地塞米松　　地塞米松适用于乙酰唑胺不耐受或过敏的患者，具有有效减轻和防止组织的炎症反应，防止组织因缺氧而发生水肿，减少急性高原病和高原肺水肿的发生，提高机体的抗缺氧能力。推荐成人剂量为 2 mg/6 h 口服或 4 mg/12 h 口服。其不良反应主要有情绪变化、高血糖、消化不良、戒断症状等，有消化性溃疡危险，哺乳及怀孕的患者应避免使用。

（5）止痛药　　如对乙酰氨基酚、布洛芬等，可在头痛时使用，用以缓解高原反应引起的头痛症状。

（6）硝苯地平　　硝苯地平是预防高原肺水肿的一线药物。预防高原肺水肿的成人推荐剂量为口服 30 mg 缓释制剂，每 12h 一次，其不良反应主要有反射性心动过速和低血压。

（7）中成药　　如红景天制剂等可提高红细胞的携氧能力。银杏叶提取物，可以预防急性高原反应的发生。推荐剂量为口服 80 ~ 120 mg，每天两次。用药期间可能偶尔会出现头痛及罕见的出血症状，因此不应同时使用抗血栓药物。复方丹参滴丸也有抗缺氧作用。异叶青兰能减少急性高山病的发生率及减轻高山反应症状。

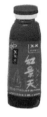

（8）维生素　　维生素 C、E、B1、B2、B6 等均具有改善缺氧状态下的物质代谢、减轻高原反应的作用。通常推荐服用维生素 C 泡腾片和复方维生素 B 片。

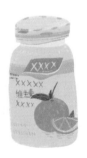

（9）抗生素类药物　　抗生素类药物有阿莫西林、罗红霉素、

诺氟沙星等，高原地区医疗卫生条件有限，另外，在高原地区易出现呼吸系统感染的情况，当真的发生呼吸系统感染或肠胃炎发作时，可以拿出自备药物及时服用。

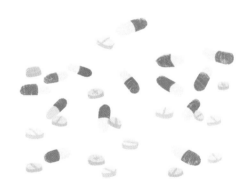

5. 上高原需要准备哪些生活必需品？

高原地区空气稀薄，紫外线强。佩戴墨镜是保护眼睛的必要措施，防晒制剂和遮阳帽也必不可少。暴露于阳光前半小时涂抹防晒剂，能有效防止皮肤晒伤。此外，护唇膏也可随身携带，可有效保护唇部免受紫外线辐射的损伤，显著降低唇炎的发生率，另外，高原地区气候干燥，润肤露、保湿霜也该必备。

（1）关于行李　　最好使用双肩背包来负担所携带的装备。一定要提前查询高原地区的天气状况，以携带应对不同天气状况的衣物、鞋帽等。高原地区温差很大，防寒衣物是该必备的。

（2）关于礼节　　高原少数民族占比大，生活和风俗习惯与平原地区有较大差别。可通过书籍、网络及向有高原经历的人咨询等途径多了解一些风土人情，减少与当地居民交往过程中发生的不必要的误会。

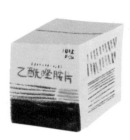

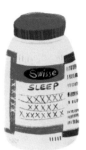

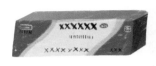

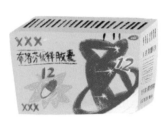

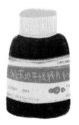

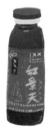

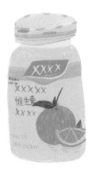

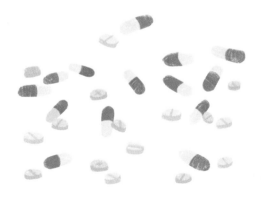

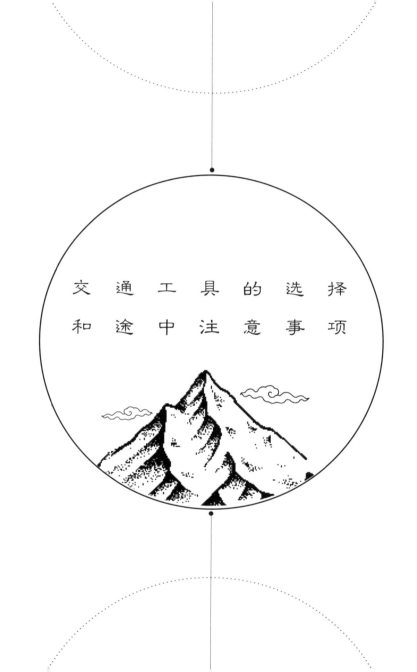

交 通 工 具 的 选 择
和 途 中 注 意 事 项

中组部　团中央第二十批援青博士团成员 ●

青海红十字医院副院长 ●

山东第一医科大学附属省立医院肝胆外科　主任医师 ●

张振海

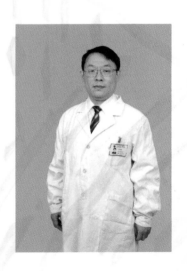

在高原一般不建议骑行，因为骑行时存在较大的体力消耗和安全隐患；自驾时，因长时间消耗体力会出现高原反应，一般也不推荐，但有经验的自驾者在沿途可以欣赏到美丽的风景。如果身体适应高原环境后，选择自驾也是不错的选择。

长期生活在平原地区的人，如果直接进入海拔较高地区时会出现较多的不适应，可选择先在低海拔地区（如西宁，海拔 2261m）适应 3 天后，再去高海拔地区，高原反应通常在 3000m 以上才会出现，所以在低海拔地区慢慢适应后再去高原会比较安全。坐火车上高原的时间比较长，但沿途可以欣赏到青藏高原的魅力风光，只是火车行程较长，会让人感到疲惫不堪。总体来说，火车和飞机是去高原地区时可选择的交通工具。

2.

进入高原前需要准备哪些必备物品？

首先是各种证件，如身份证、学生证、军人证、护照等。很多人喜欢自驾游，就必须带上驾驶证、行驶证。除了证件，一些生活用品，如水杯、润唇膏、口罩、防晒霜、墨镜、帽子等也得常备。记得要穿合适的登山鞋、防风防寒衣物，要随身携带充满电的移动电源。

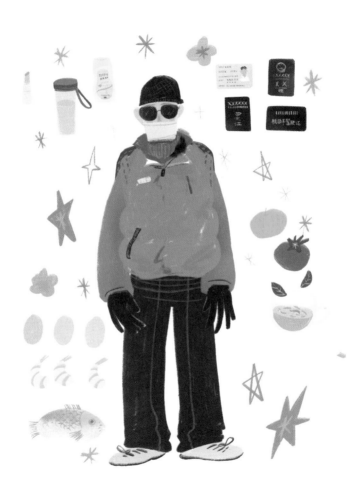

3. 途中休息时需要注意的事项有哪些？

上高原途中要做好如下准备：

（1）备好足够的御寒衣服，以防受凉感冒，呼吸道感染会促发急性高原反应。

（2）备好防高原反应药物、防感冒药物、抗生素、维生素和氧气瓶等。

（3）足够的水和可口、易消化的食物。

（4）上高原途中若出现较严重的高原反应，应及时处置，如吸氧、保持镇静、服用适当的药物等。若出现严重的胸闷、剧烈咳嗽、呼吸困难、咳粉红色泡沫痰，或反应迟钝、神志淡漠，甚至昏迷等症状，除做上述处理外，应尽快送到附近医院进行抢救，或尽快转至海拔较低的地区，以免延误病情。

进入高原，饮食方面的注意事项如下：

（1）不可暴饮暴食，因初上高原时会出现腹胀、腹痛、消化不良、便秘等现象。

（2）建议食用易消化、易吸收的食物，如面条、稀饭等，多食用富含维生素的蔬菜和水果。每顿饭吃七成饱即可，尤其晚餐时不可多食。

（3）高原气候干燥，适当饮水但不宜过多。

（4）番茄、橘子、豆制品、茶叶等可防高原反应。

（5）旅游前十天左右，建议服用高原红景天，该药在抗缺氧、抗疲劳、抗寒等方面有一定的效用。

（6）为增强体力可以吃些巧克力、奶糖等食品。

（7）等到了高原两至三天适应了环境后，饮食上可以逐渐调整。

（8）在高原地区，食物中要保证有足够的蛋白，可食用如瘦肉、鸡蛋、鱼、牛奶、虾等食物。饮水也是不可缺少的，每日应喝 3 ～ 4L 水。

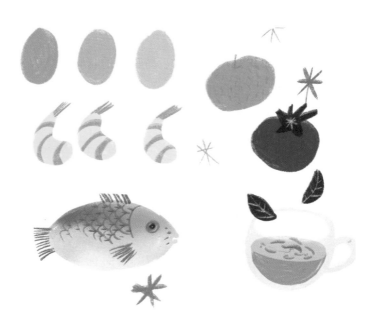

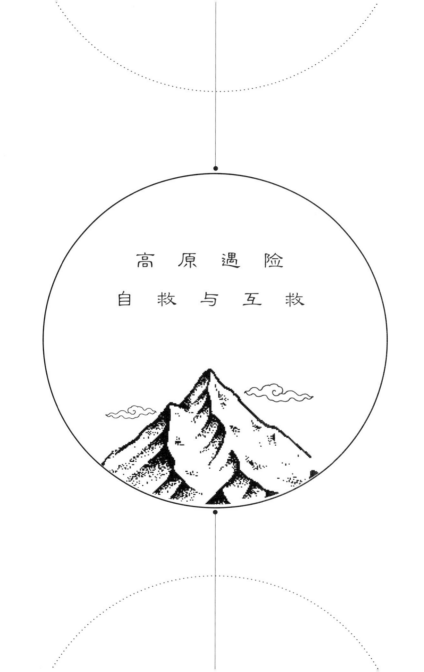

高 原 遇 险

自 救 与 互 救

马
伟

回族　青海大学附属医院心脏血管外科　副主任医师

规培导师　硕士研究生学历

从事心血管外科专业临床及教学工作 10 余年

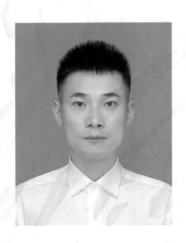

在高原旅游时可选择自驾，这样能欣赏到美丽的风景，但因路途遥远、人烟稀少，途中会碰到很多不可预知的情况，应尽量选择条件和设施好一些的地方入住以保证睡眠，入住时应保持空气流通。

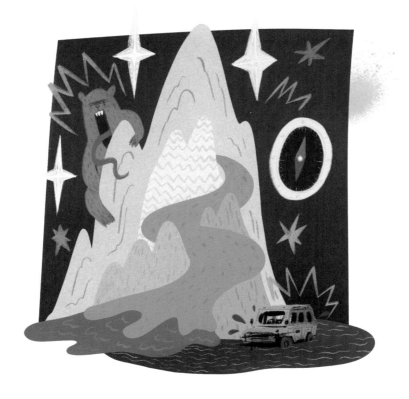

1. 步行途中遇到泥石流、山体滑坡怎么办？

（1）发生泥石流时，应立即朝与泥石流垂直的方向跑，千万不要朝着滑坡方向跑，避难场地应选择在易滑坡两侧边界的外围，千万不要将避灾场地选择在滑坡的上坡或下坡。

（2）如无法及时逃离，可寻找结实的障碍物或紧抱身边的固定物体，或蹲在地坎、地沟里，用身边的衣物保护好头部。

（3）滑坡停止后不可立即返回，要避第二次滑坡可能造成的伤害，只有确认滑坡停止后，才可返回。救助被滑坡掩埋的人和物时要将滑坡体后缘的水排开，从滑坡体的侧面开始挖掘，先救人，后救物。

2.

驾车时遇到泥石流、山洪怎么办？

高原上驾车时遇到泥石流，司机和乘客均须立即下车，朝更高地势的方向撤离，并立即朝与泥石流成垂直方向的山坡上爬，山坡的地势越高越好，要撤离至完全避开发生泥石流的区域。途中遇到山洪，切勿硬闯，遇到有积水以及快速涨水的路段，车辆须立即掉头并离开当前位置，不能硬闯。如果汽车不慎涉水，且在水里熄火，乘客及司机须马上撤离车辆，而非继续点火。如车辆落水，在下沉的过程中，应尽快打开车门并离开车辆上岸，否则会有在车中窒息而亡的危险。紧急撤离时须头脑冷静，注意相互帮助，人员撤离到安全地带后，须拨打求救电话并详细告知遇险人员所处的具体方位、现场情况、人数及伤亡情况等，方便救援人员判断情况。在等待救援时，要做到如下几点：

（1）电话保持畅通，方便救援人员联系。

（2）不要随意走动，要保持镇定，不能慌乱。如果在夜晚，要保障照明和保暖，不能乱跑，以防发生摔倒或坠落山崖等危险。

（3）可利用周围物体来确保不会受到伤害，可用随身携带的物品来保暖。

3. 行程中气温骤降，冻伤了怎么办？

高原天气变幻莫测，突然出现的低温情况可能导致冻伤，这时应立即救治，可采用如下方法：

（1）应尽快脱离寒冷的环境，要迅速脱去湿冷或紧缩的衣服和鞋袜，盖上棉被进行保温。

（2）对于全身冻伤患者，如果有呼吸、心跳异常的状况，应立即进行人工呼吸和体外心脏按压。

（3）迅速复温是急救的关键，情况紧急时可用 40 ~ 42℃恒温热水浸泡，在 15 ~ 30min 内可使体温迅速恢复并接近正常值。若皮肤潮红、肢体有温热感时即可停止浸泡。注意浸泡时间不宜太久，水温不宜太高。复温时可对肢体进行轻柔的按摩，反之，会引起皮肤的溃烂，同时，急剧的加热会影响治疗效果。

（4）可服用热饮料或食用高热量的半流质饮食，如热牛奶。

（5）对于较轻的局部冻伤，可外用冻伤膏等药物涂于患处，有破溃者可定期去医院换药治疗。

（6）对于破溃而且已感染的冻伤可口服抗生素，并在患处涂含有抗生素的冻疮膏，以助恢复。

（7）冻伤后不能马上热敷，若冻伤情况严重，发现后应及时防止伤势进一步恶化，最好的办法是将冻伤的部位放于 28 ～ 28.5℃ 的温水中慢慢恢复，但千万不可用雪揉擦或用火烘烤；出现严重冻伤时可能发生的症状是起水疱，水疱不但很容易被感染，也很容易溃烂，继而被冻伤的部位将逐渐变灰、变黑、坏死，最终剥落。这时，要尽快送往医院治疗，不要把水疱挑破，也不要摩擦伤处，伤处受热会产生剧痛。

（1）不要在太冷或潮湿的环境中逗留时间过久。

（2）尽量多活动一下手或脚。

（3）袜子、鞋子不可太紧；要保持局部干燥，出汗后须换袜子。

（4）进行体育锻炼来增强体质，并进行耐寒锻炼。

（5）多吃热量较高的食物，如油类、肉类等可保持一定的体力。

4 防冻小知识有哪些？

5.

车辆涉水
时要注意
什么？

车辆涉水时，车要慢，路要探，"走一段，探一段，再走一段"，最好是在两个人配合的情况下涉水，一个人在前面探水的深浅，另一个人可驾车慢速跟随。切忌在不知道前方情况下盲目涉水！

（1）摸清水下情况　高原途中的涉水与城市暴雨中的涉水差别很大，水下可能有各种情况，所以，最传统也最踏实的办法就是用一根长棍探清楚水的深度及是否有大的障碍物，探清状况后再缓慢通过。

（2）预估车辆情况　　除对水下情况要了解清楚处，还要预估车辆情况，对可能存在的问题做个预估，如观察积水是否会浸到车厢内的地板或排气管，观察积水是否超过轮胎中线，如果超过以上两个标准，就容易对车辆发动机等部件造成严重的影响。

（3）涉水险赔付是有条件的，并不是购买了全险或者涉水险后就一定能得到赔付，如因车辆操作不当导致进水而引发损坏的，保险公司不予理赔。

6

车辆涉水后的注意事项有哪些?

涉水后不能一走了之,在抵达安全路面后要对车辆进行一个简单的检查。因为在涉水之后刹车性能会受到影响,驶出涉水路面后,车辆仍应低速行驶一段路程,并轻踏几次刹车踏板,让刹车片与刹车盘发生摩擦,将附着在上面的水蒸发掉,使其尽快恢复正常的制动功能。同时,应打开发动机盖检查发动机工作情况,再顺便检查一下轮胎是否有损坏情况、底盘下面有无塑料袋之类脏物缠绕等情况。另外,建议涉水之后到4S店或维修店进行一次检查和清洗。

7

为防止自驾时迷路，该做哪些准备？

（1）亲自做路线规划　　将整个行车路线用公里数分段表示出来，标注出相应的地形、路形、标志和地名等信息，要有一个大致的行进路线图。

（2）备好地图　　高原部分地区的导航会因为信号差而失灵，因此，备好地图很重要。此外，在一些偏远路线的导航载入的信息不精准，此时，只能依靠地图找大致方向，根据经验判断行进路线。

（3）安装汽车多功能越野仪表　　此仪表有车载指南针、电子水平仪、卫星海拔仪、卫星授时时钟、电压检测、经纬度显示、车内外温度显示和车速报警等功能，这是喜欢越野和自驾车友们必备的装备，即使在高海拔地区，这些仪表也能完胜工作。

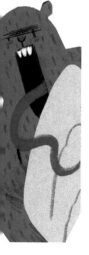

8.

自驾前做足了准备，途中仍可能迷路，当迷路时，可这么做：

（1）寻找参照物　　地理参照物有山峰、溪流、村庄等，可参考参照物并使用地图和指南针判断方向，在不能确定方向时，最简单的自救方法是往低处走，顺水流走，顺电线走。

（2）做标记　　当你发现道路复杂时，要做标记(路标)，以便在迷途时返回原处，可在树上、路边、灌木丛打上标记。

（3）多问　　你在野外旅行时要多问，多向当地人了解道路情况，尤其是要了解前方的岔路、参照物的有关细节。最好多问几个人，以免有些"指路人"使您"误入歧途"。

9. 高原行车途中司机突发疾病怎么办？

当司机在开车时突发疾病，乘员可用以下方法有效避险，并可能挽救司机生命：

（1）乘员发现车辆行驶异常时应立即询问司机身体状况，如司机已很难操控车辆，乘员须立即帮助司机缓打方向盘，并让车辆停在最右侧的车道，立即按下应急灯，不断按喇叭以向后车传递紧急信息，提示后车要保持安全距离。

（2）安全停车后，询问司机情况及疾病史，如有心脏病，可迅速寻找速效救心丸等必备药物，打开双闪，拨打"120"求助。

10.

高原行车途中，同伴或路上有人突发疾病或受伤怎么办？

　　无论是同伴还是路人，一旦发现异常，应当上前询问并帮助患者平躺下来，让患者头部偏向一侧并稍放低，解开领口，使其呼吸畅通。如果患者意识消失，可采取人工呼吸和心肺复苏的方法进行急救，也可以用指甲掐或用针刺其人中、涌泉、少商等穴位，使其苏醒。若有心脏病史，可口服硝酸甘油、麝香保心丸。

　　如果只是关节扭伤，切忌搓揉按摩，可用冷水或冰块冷敷十五分钟，十二小时后再用热水敷，或用活血、散淤、消肿的中草药，如将蒲公英、马齿苋等捣烂外敷、包扎。

　　如果途中发生食物中毒，引起发烧、恶心、呕吐、腹痛、腹泻等症状，应当保留部分食物以便医生判别病因。病情轻微时可卧床休息，须大量喝水，腹痛时可用热水袋敷腹部，好转后可吃一点流食。如果病情严重，应立即送往附近的医院进行治疗。

　　高原的日照强，中午气温上升很快，长时间在烈日下活动，容易中暑，若患者中暑，应将其抬到阴凉通风处躺下，松解衣扣，用冷水或冰水敷在头部以降温。应适当喝一点凉茶、冷盐水，服用人丹、解暑片等药物，在病人太阳穴上擦些清凉油、风油精。

高原自驾时汽车爆胎或没油了怎么办？

高原上路况复杂，一旦车辆爆胎，不能惊慌，更不能急踩、猛踩刹车，要紧紧抓住方向盘，保持车辆的直线行驶，轻点刹车，让车辆减速，然后控制车辆慢慢向道路右侧靠边停车，检查车辆后更换备胎。换胎时，汽车应停在坚实且没有油污、积水的水平地面上，不能妨碍其他车辆的行驶，还要保证换胎时的人身安全，要拉紧手刹，车后放置警示装置，打开双闪灯，使用专用扳手稍微松动轮胎螺栓，将千斤顶放在举升点顶起车辆。举升点在车辆两侧各有两个，位置接近轮胎。身体绝不能在车下，以防千斤顶倾倒、车身下沉而造成危险。拧下要更换轮胎的螺栓，换上轮胎后用专用扳手尽量拧紧，将车轮落地后，继续以最大力拧紧轮胎的固定螺栓，收好换下的轮胎、工具和千斤顶。

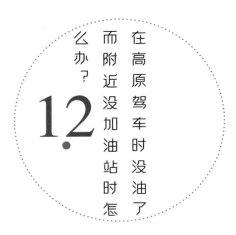

在高原驾车时没油了而附近没加油站时怎么办？

12.

（1）向路上的车辆求援。

（2）将随身携带的酒精倒入油箱，同时尽快寻找附近的加油站。

（3）给朋友、保险公司或其他救援部门打电话求助。

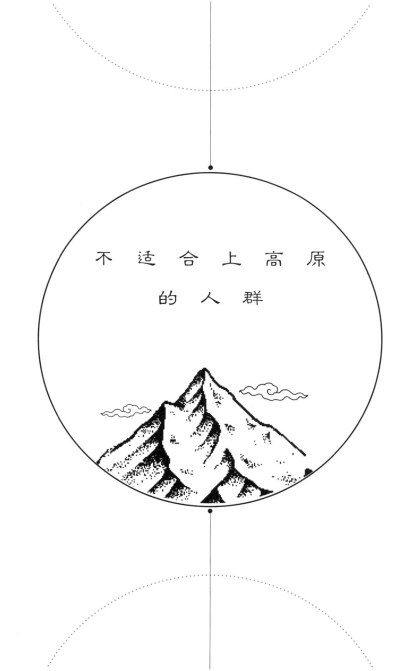

不适合上高原的人群

中组部　团中央第二十批援青博士团成员 ●

青海省心脑血管病专科医院副院长 ●

首都医科大学附属北京安贞医院心外科主任医师 ●

宋士秋

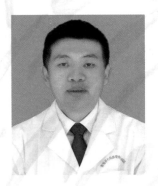

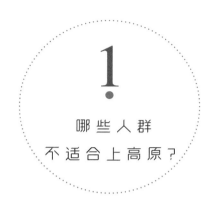

1

哪 些 人 群

不 适 合 上 高 原？

（1）器质性心脏病、冠状动脉供血不足、显著心律失常、安静状态心率在 100 次 / 分以上、严重高血压病和各种血液病患。

（2）患各种呼吸系统疾病，如患支气管扩张、哮喘、间质性肺病、慢性阻塞性肺疾病及各种呼吸功能不全、活动性肺结核者。

（3）患癔症、癫痫、严重神经衰弱、脑血管疾病者。

（4）患重症胃肠道疾病，如消化性溃疡活动期、慢性活动性肝炎、肾功能不全者；糖尿病未控制及其他严重内分泌系统功能不全者。

（5）曾有过高原心脏病、严重高原昏迷、高原肺水肿病史者，以及曾有症状明显的高原反应、高原高血压、高原红细胞增多症病史者。

（6）高度近视或病理近视者，低压、低氧可诱发视网膜剥脱而导致失明。

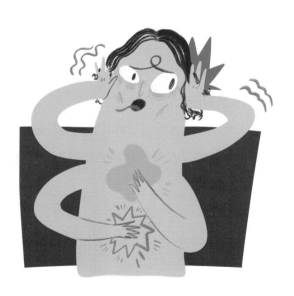

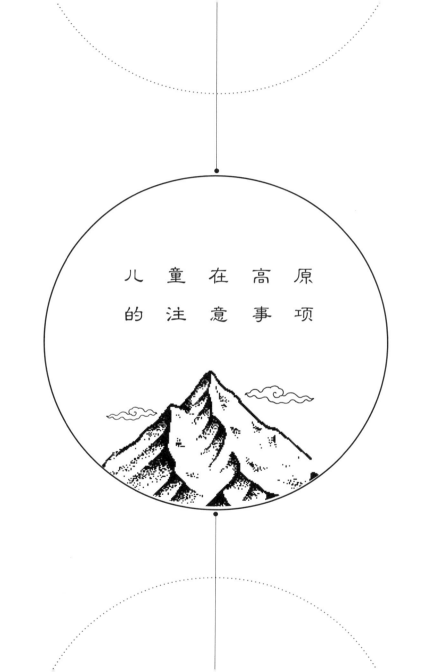

儿童在高原
的注意事项

青海大学附属医院儿科主任　主任医师 ●

曹海霞

在儿科肿瘤研究方面有丰富的经验 ●

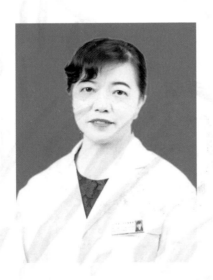

1 儿童来高原前，家长须做哪些准备？

（1）上呼吸道感染或其他感染(如中耳炎)会引发或加重高原反应，出发前应当预防。

（2）记录旅游目的地医院的具体位置及电话，方便随时就医。

（3）做好能快速、有效转移至低海拔地区的预案。

（4）旅行路线设计要符合海拔逐渐升高的要求。特别是上升至海拔2000m以上的高度时，应缓慢进入高海拔地区，并且在出现问题时能够快速转移至低海拔区域。

（5）可以准备氧气瓶和适合儿童使用的吸氧装置。

2. 儿童有点小感冒可以来高原吗？

上高原前最好保持儿童身体的最佳状态，高原的氧分压较低，儿童的心、肺和免疫系统发育尚不完善，在发热、咳嗽、鼻塞情况下进入高原会加重呼吸道症状，甚至会转为肺炎、急性肺水肿和心力衰竭，因此，不建议此时来高原。

3. 儿童到高原时，饮食上须注意什么？

高原饮食多以肉类、奶制品为主，儿童刚进入高原，暴饮暴食会加重消化器官的负担。要鼓励宝宝们多吃蔬菜、水果，要多饮水。

4. 儿童到高原后出现哭闹、烦躁、食欲下降、面色苍白等症状该怎么办？

儿童表达能力欠佳，往往不能准确反映自己的实际状态。如果孩子出现哭闹、食欲下降、玩耍减少、睡眠中断、呕吐等情况，家长须高度重视，要及时就医。这种情况严重时会引起高原肺水肿、高原脑水肿（HACE），如不及时治疗可能会危及生命。

5. 儿童到了高原，应怎样预防高原性疾病？

（1）建议家长宜在低海拔地区适应后再到高海拔地区。

（2）每天要补充充足的水分，避免在阳光下直接照晒。

（3）高原天气多变，昼夜温差较大，须做好保暖。

（4）儿童生性好动，活动量大，初到高原，一定要避免儿童在高原剧烈哭闹或活动量过大，要减少氧耗量。

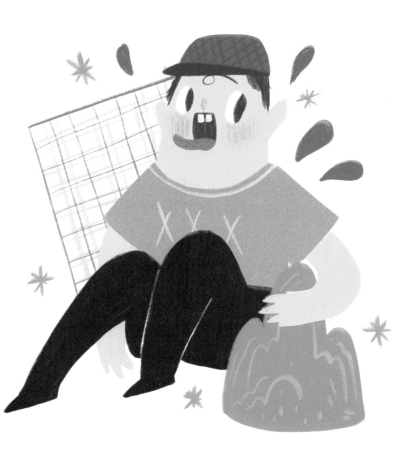

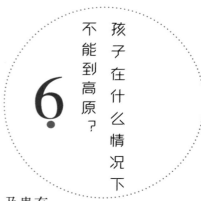

孩子在什么情况下不能到高原？

6.

小于6周龄的健康婴儿及患有支气管肺发育不良、先天性心脏病、肺动脉高压、贫血、肺炎等疾病的孩子都不建议到高原。

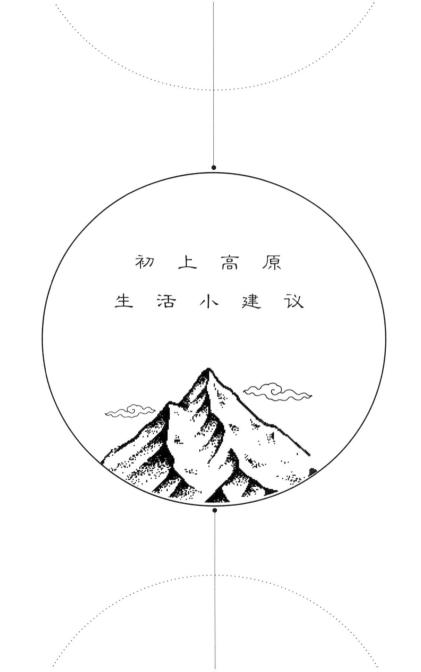

初 上 高 原

生 活 小 建 议

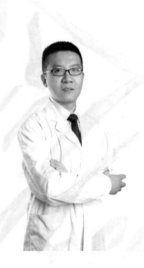

中组部　团中央第二十批援青博士团成员 ●

潘纯

青海大学附属医院院长助理 ●

东南大学附属中大医院重症医学主任医师 ●

#

到 达 高 原 当 天 能 洗 澡 吗 ？

初上高原的前两天不建议洗澡，因为随着海拔的升高、气压的降低以及氧含量的下降，洗澡时会使周围血管扩张，加重中枢神经系统缺氧。浴室大多是密闭、狭小空间，局部含氧量更低，会导致高原反应加重。同时，高原温度低，洗澡时容易感冒，感冒的后果很严重。

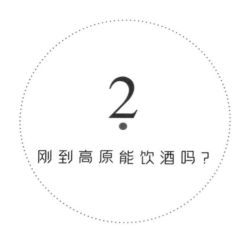

2

刚到高原能饮酒吗？

刚到高原可少饮酒，最好不饮酒，因为在高原低氧低压情况下，肝脏解毒功能下降，脑组织缺氧，当饮酒过量时，酒精可直接损害肝细胞，还会刺激心率加快，使心脏每分钟的搏出量相应减少，加重脑组织缺氧程度，导致高原反应加重，会产生头痛、失眠、食欲减退、疲倦、呼吸困难等症状。酒精还可引发由缺氧引起的脑动脉硬化、冠状动脉粥样硬化等疾病。

3. 刚到高原时头痛、睡不着，可以吃安眠药或镇静药吗？

若出现头痛、胸闷等症状无法入睡，可适量服用镇静药或安眠药，例如睡前可服用艾司唑仑片一粒，良好的睡眠有助于体力的恢复，可减轻高原反应。

4. 初到高原时，饮食上应注意什么？

刚进入高原，不可暴饮暴食，以免加重消化器官的负担，建议多食蔬菜、水果等富含维生素的食物，多吃碳水化合物、易消化的食品，多喝水，使体内保持充足的水分。

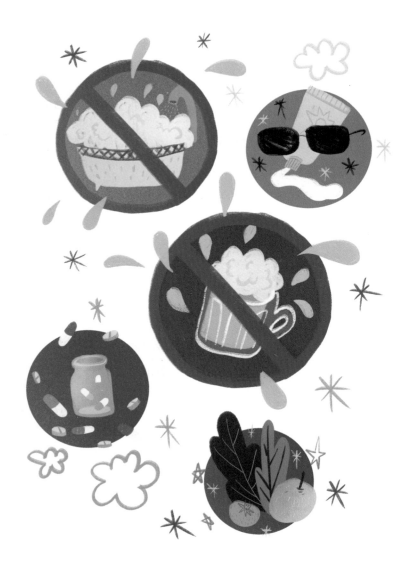

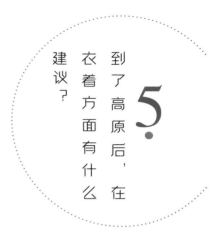

5.
到了高原后，在衣着方面有什么建议？

高原紫外线强，阳光强烈时，应穿深色衣衫，而不是白色的。白色衣服只反射热度，却无法阻隔紫外线；烈日曝晒时，可戴上宽边遮阳帽，戴墨镜，穿防晒衣，打遮阳伞，使用防晒霜，出门前 10 ~ 20 min 就应涂好防晒产品。每次至少须有 1 ~ 2 mL 的量，要有一定的厚度，才能达到最佳防晒功效。

　　高原昼夜温差大，夜晚可能会气温骤降，所以建议穿厚一点的外套，或者薄款、便携的羽绒服，为高原多变的天气做准备。

　　夏季高原的白天也是比较热的，徒步过程中容易出汗，建议带亲肤的棉质 T 恤贴身穿，便于排汗。

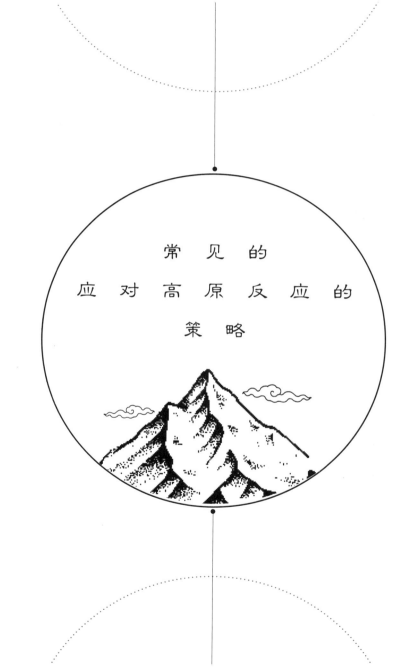

常见的
应对高原反应的
策略

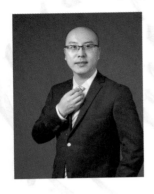

中组部　团中央第二十批援青博士团成员 ●

崔红元

青海大学附属医院副院长 ●

北京医院普外科副主任医师 ●

中组部　团中央第二十批援青博士团成员 ●

王志华

青海大学附属医院副院长 ●

华中科技大学同济医学院附属同济医院 ●
泌尿外科教授　主任医师

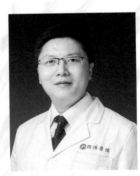

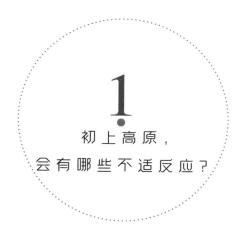

1.

初上高原，

会有哪些不适反应？

初上高原会出现气喘、胸闷、失眠、情绪紧张、心慌、头痛、皮肤干裂、口干、胃肠道功能不适等反应。

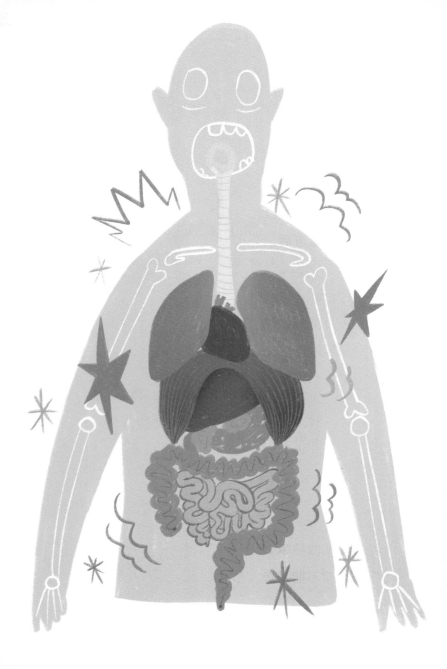

初上高原时，很多人会因缺氧而出现气喘、胸闷等症状，若时间充裕，建议到低海拔地区适应后，再去高海拔地区。高原上要避免奔跑和情绪激动，仅适合进行适度的体力劳动，气喘、胸闷等症状一般在三天后逐渐减轻或消失。若持续三天以上未消失或加重，应在原高度处停留休息或立即下降数百米高度后，一般可恢复正常。

若患者出现胸闷、气喘等症状并进一步加剧，还伴有不同程度的咳嗽、呼吸困难等症状而不能平卧，肺水肿

2. 出现气喘、胸闷的症状时，该如何处理？

患者会咳粉红色泡沫痰，此时，要绝对半卧位休息，两腿下垂，充分吸氧，流量 6 ~ 8L/min，立刻口服呋塞米（速尿）40 mg/d。使用呋塞米时，可能会出现轻微恶心、腹泻、药疹、视力模糊、直立性眩晕、肌肉痉挛、口渴等情况，要注意开始时的用量不宜过大，可根据情况逐渐增加至 80 mg，每日两次。一旦呼吸或心跳骤停，判断明确后应立即进行心肺复苏，待症状初步稳定后，可迅速转移至海拔较低处，并联系专业医院进行救治。

3. 在高原时经常失眠怎么办？

大部分人初到高原，都有或轻或重的高原反应，很多人表现为失眠、耳鸣、精神萎靡等，应尽可能保持良好的心态，适当吸氧或服用镇静药、安眠药，白天适当的活动可让机体逐渐适应高原环境。

4. 初上高原时情绪紧张、心慌该如何处理？

初上高原时，难免会精神紧张，甚至引发过度呼吸、脑血管收缩、脑血流量减少等症状，使脑缺氧加重。有些人会头痛、头昏、心悸，亦有人感到手足麻木，甚至抽搐，高原病的诱发会使原有的病情加重。

缓解情绪紧张最好是提前了解一下高原的环境特点和相关医疗保健知识，做好准备工作，保证充足的睡眠和合理的饮食，也可以适当喝一些酥油茶或辅助镇静药物来改善紧张状态。

5. 在高原上出现头痛，该怎么办？

高原低压低氧会导致脑部缺氧，会出现头痛等症状，早晚温差大，易着凉感冒，导致头痛加重并引发严重的高原反应。所以要注意保暖，多穿衣服，头一天不要洗澡、洗头发。虽然吸氧能暂时缓解症状，但停止吸氧后，症状会重新出现，这样便延缓了适应高原的时间，必要时可以服用一些镇痛和镇静药物，保证充足的睡眠也有利于缓解头痛。

6. 高原上如何防止或减轻皮肤干裂、口干、流鼻血等症状？

高原地区海拔高、温度低、空气稀薄干燥、风大，人体的不感蒸发的加大会导致更多水分的丢失，出现皮肤干裂、口干、流鼻血等症状。在高原上，要避免皮肤在阳光下直接照晒，除了采取使用护肤霜、补充维生素等措施外，还要摄入足够的水分，足够的饮水能维持机体平衡，保持血液循环通畅，提高供氧能力，快速排出毒素，从而在较短的时间内适应高海拔环境，减轻高原反应引起的不适，进而恢复良好的体能。

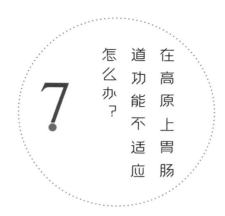

7

在高原上胃肠道功能不适应怎么办？

在高原上，人体消化腺的分泌和胃肠道蠕动受到抑制，除胰腺分泌稍增加外，其余消化食物的唾液、肠液、胆汁等分泌物较在平原时减少，肠胃功能明显减弱。因此，可能出现食欲不振、腹胀、腹泻或便秘、上腹疼痛等一系列消化系统紊乱症状。因此，初入高原的人要以清淡饮食为主，多吃一些蔬菜、水果和容易消化的食品，如山楂糕等，注意要合理搭配饮食，补足营养，症状严重且持续不缓解者须尽快就医。

8. 在高原出现哪些不适症状时须就医？

初上高原时，多数人会出现一些不适情况，但如果有心慌、气短、呼吸困难等症状并且持续时间超过一周或引起身体极度不适时，均须引起重视，其中最严重的是高原肺水肿或脑水肿，致死率极高。其症状包括连续干咳、咳带有血丝的粉红色泡沫痰液、长时间严重头痛、意识不清、失忆、出现幻觉、昏迷等，病情会迅速恶化，应尽快就医。

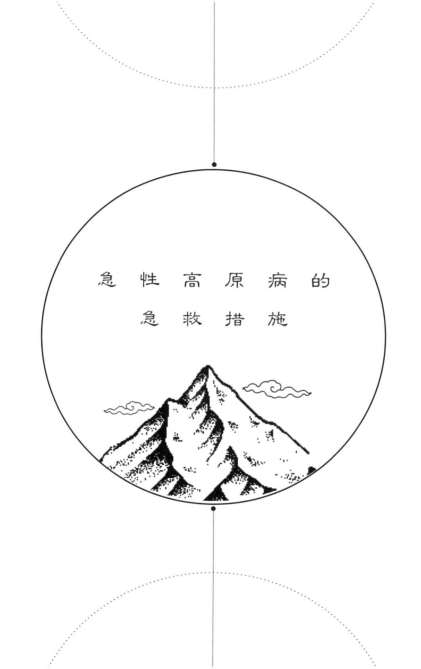

急 性 高 原 病 的
急 救 措 施

青海大学附属医院重症医学科主任　主任医师　硕士生导师 ●

甘桂芬

青海省医师协会重症医师分会主任委员 ●

青海省医师协会体外生命支持专业委员会主任委员 ●

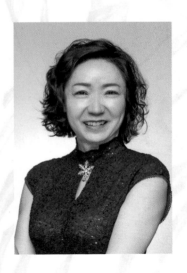

急性高原病包括急性高原反应、高原肺水肿和急性脑水肿三个类型。急性高原反应会在进入高原数小时内出现症状，而高原肺水肿及高原脑水肿一般在进入高原二十四小时后发病。

1. 急性高原病有哪些？

2. 急性高原反应有什么表现，该如何紧急处置？

急性高原反应多表现为头痛、头晕、胸闷、气短、心悸、食欲减退、恶心、呕吐，还会失眠、多梦，部分人口唇发绀，少数人血压暂时升高。

症状轻者不需要治疗，应注意休息，减少活动量。症状明显者须立即原地休息，低流量吸氧，口服复方丹参滴丸及红景天胶囊，其他症状显著者则须对症治疗，如症状持续不缓解须下到低海拔地区并立即就医。

3.

高原肺水肿有什么表现，如何紧急处置？

高原肺水肿主要表现为静息时呼吸困难、心悸，口唇及面部发绀，咳嗽、咳血时有粉红色或白色泡沫样痰，肺部可闻及湿啰音。出现上述症状后须立即半卧位休息，吸氧，注意防寒保暖，预防上呼吸道感染，严禁大量饮水。口服速尿20～40mg，每天两次，服用两至三天，注意补钾并观察脱水情况。烦躁不安时，可用少量镇静剂和糖皮质激素。待病情稍稳定后，要安全转移至海拔较低处并迅速到专业医院就诊。

4. 高原脑水肿有什么表现，如何紧急处置？

高原脑水肿最常见的症状是头痛、呕吐、嗜睡或虚弱，共济失调甚至昏迷。根据症状分为昏迷前期和昏迷期两个阶段。

（1）昏迷前期表现　进行性加重的剧烈头痛，显著心慌及气促，频繁呕吐，尿量减少，呼吸困难，精神萎靡，表情淡漠，反应迟钝，嗜睡或烦躁不安，随即转为昏迷。

（2）昏迷期表现　若在昏迷前期未能及时诊断与治疗，一般在数小时内转入昏迷。患者表现为意识丧失、面色苍白、四肢发凉、发绀明显、剧烈呕吐、大小便失禁等。

诊断后必须绝对卧床休息，降低氧耗，保持呼吸道通畅并吸氧。立即予以高渗葡萄糖、甘露醇、糖皮质激素、速尿等治疗以减轻脑水肿，促进恢复。可用体表冰袋、冰帽等降温，减少脑血流量，降低脑代谢率，促进受损神经细胞功能恢复。病情稳定后，立即转移至海拔较低处继续治疗。

5. 如何紧急联系医疗机构？

上高原前建议了解当地的医疗卫生机构，一旦发生严重高原反应，可拨打当地"120"或报警电话，或与当地紧急救援队伍联系，并在专业指导下开展救治。

急性轻症高原反应者应立即停止活动，就地休息，及时服用药物，并根据病情随时就诊、转运。

对中度急性高原反应患者，要及时收治至最近的医疗机构，根据病情进行就地治疗或转至低海拔地区治疗。

对确诊为重度高原反应、高原肺水肿及高原脑水肿患者应就地及时处理，尽早转至低海拔地区救治。

病情严重者就地治疗后，由当地医疗机构转运更为安全。

为 防 止 发 生 急 性
高 原 病 ， 上 高 原
时 须 注 意 什 么 ？

（1）在进入高原前应进行全面体检，严重心、肺疾病者不宜进入高原，上呼吸道感染（感冒）、肺炎等患者须待病情痊愈后再进入高原。

（2）曾患过急性高原病者重返高原时，再发病率高，对此应配备供氧设备、紧急救治药物和保健医生。

（3）进入高原前及途中要注意保暖，充分休息，避免劳累，谨防感冒，到了高原后的初期不要马上做较重的体力劳动及过多的活动，也不要马上洗澡。

（4）进入高原后的初期，饮食应以清淡、高热量、富含维生素的食物为主，避免辛辣刺激性的食物，禁饮酒，要多饮水。

（5）合理安排行程，初入高原时实行阶梯式上升较为安全，不要急于进入高海拔地区，可以在较低海拔区停留三到五天，待逐渐适应高原环境后，再进入更高海拔地区。

（6）进入高原后的初期，身体一旦有严重不适，应尽快到正规医院就诊，一定要重视，不能麻痹大意，以免造成高原肺水肿、脑水肿等严重后果。

（7）适当吸氧可帮助初进高原者尽快适应高原缺氧环境，可在医师指导下适当服用抗高原反应的药物。

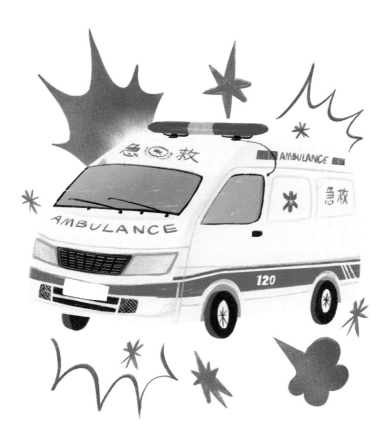

7

急性高原病的诱发因素和易发人群有哪些?

　　寒冷、上呼吸道感染、过度劳累、酗酒、失眠、恐惧、精神紧张等为常见的急性高原病的诱发因素。

　　肥胖、居住在沿海和内地平原、经常熬夜、年老、心功能不全的人群及孕妇更易发生急性高原病。

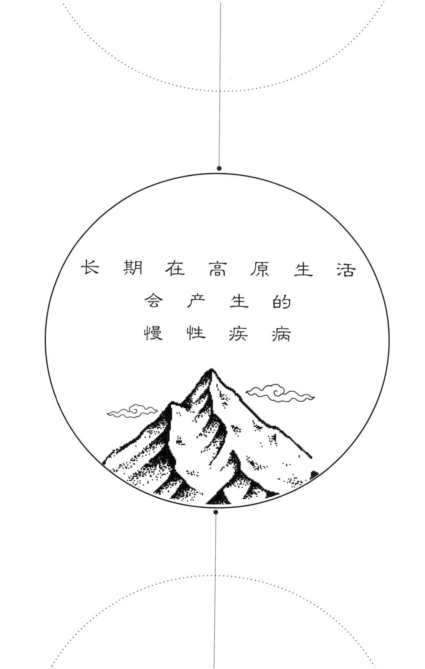

长期在高原生活
会产生的
慢性疾病

青海大学附属医院心脏大血管外科主任　主任医师　硕士生导师 ●

武建英

青海省心脏大血管外科学会副主任委员 ●

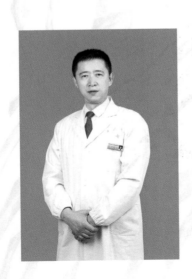

　　长期生活在高原，人体发生的改变主要为过度的红细胞增多和严重的低氧血症，某些患者尚有中、重度的肺动脉高压，甚至发展为肺心病和充血性心衰。低压低氧环境是慢性高原病的主要病因，表现为头痛、头晕、气短、心悸、睡眠障碍、疲乏、局部发绀、手心和脚底有灼烧感、静脉扩张、肌肉及骨关节疼痛、食欲不振、记忆减退、精神不集中等。慢性高原病症状的严重程度和所处的海拔高度、性别、年龄、高原居住期限、吸烟与否、个人职业等因素有关。

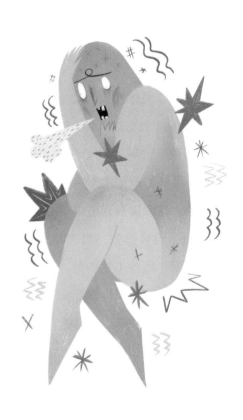

1. 高原衰退症的表现和治疗方法有哪些？

高原低压低氧、紫外线强、寒冷干燥等对人体会造成极大的损害，因机体内环境稳态被打破、生理功能紊乱，出现了一系列脑力及体力衰退现象。脑力衰退症状主要有头痛、头昏、失眠、记忆力减退、注意力不集中、思维能力降低、情绪不稳、精神淡漠等。同时，常伴有食欲减退、体重减轻、体力减退、极易疲乏、工作能力降低、性功能减退、月经失调、血压降低、脱发、牙齿脱落、指甲凹陷、间歇浮肿、轻度肝大等一系列症状，临床上称高原衰退症。一般分为脑力衰退型和体力衰退型。

大部分患者返回平原地区后可逐渐恢复正常。若要长期生活在高海拔地区，得养成良好的生活习惯，适度地进行体育活动；可间断使用鼻导管或面罩吸氧；头痛严重且不能缓解的患者可服用止痛药；失眠严重患者服用镇静或安眠药；食欲不振、腹胀和消化不良的患者可服用促胃动力药。

2

高原红细胞增多症的表现和治疗方法有哪些？

红细胞增多是机体对缺氧的正常代偿反应，但过度增生的红细胞导致血液黏滞度显著增加，血液呈高凝状态。同时，缺氧损伤还可使组织因子暴露，高凝状态的血液更易形成血栓，进一步加重组织缺氧，诱发肺动脉栓塞、冠心病以及脑梗塞，这是本病致死致残的重要原因。主要表现为头晕、头痛、胸闷气短、腹胀、腹痛、乏力、关节痛、厌食、消瘦、记忆力减退、失眠，有时有手足麻木或胀痛感。部分患者会出现鼻出血、牙龈出血、皮肤黏膜出血点或瘀斑等症状。重症患者会剧烈头痛及呕吐，也会出现不同程度的意识障碍。此外，少数女性还会月经不调，男性会出现阳痿、性欲减退等症状。

多数患者返回平原地区生活后，临床症状会减轻甚至消失。如果仍然在高原生活，还可采取吸氧及高压氧舱治疗、放血疗法、抗凝治疗、中药治疗。

在高原时，血压异常的表现和治疗方法有哪些？3.

高原血压异常分为持续高血压或低血压，而影响血压异常的因素颇多，如海拔高低、低氧程度和持续留居时间、地区的不同，以及个体适应能力等。

（1）高原高血压症的常见表现和治疗：高原高血压与原发性高血压和其他继发性高血压不同，主要发生于移居人群。移居人群的既往血压正常，移居至高原后血压持续升高，收缩压 ≥ 140mmHg 和（或）舒张压 ≥ 90mmHg，在回到平原地区后血压又恢复到健康水平。多表现为头痛、头晕、心悸、胸闷、气短、乏力、耳鸣、口干、易怒、多梦、失眠并伴有面部及肢体麻木，出现的消化道症状如恶心、呕吐、食欲减退等也十分常见。

在治疗高原高血压时，应通过高原健康管理：消除精神过度紧张，注意劳逸结合，适当运动，防寒保暖，不饮酒，低盐饮食，配用一些镇静剂。采用这些方法后，血压多可下降。同时须注意合理膳食、服用降压药物并做好自我健康管理。

（2）高原低血压症的常见表现和治疗：高原低血压症是指久居高海拔地区和世居高原者平均血压值偏低，收缩压在90mmHg以下，舒张压在60mmHg以下，并以收缩压降低为主，伴有低脉压，而无心血管疾病的一种高原血压异常症。并有随海拔升高、居住时间较久，发病率随之增长的趋势，同一地区的脑力劳动者罹患得较多。寒冬季节，气候突变时均可使症状加重。一般无明显异常表现，多表现为头痛、头晕、记忆力减退、耳鸣、失眠、乏力、腰酸背痛、胸闷气短、纳差等。

大多数高原低血压症无须治疗，患者返回平原后，血压可自行恢复至正常。少数患者临床症状明显且收缩压小于80mmHg者，可用升压药或丹参升脉饮等中药治疗。糖皮质激素、654–2等治疗高原低血压症也有良好效果。

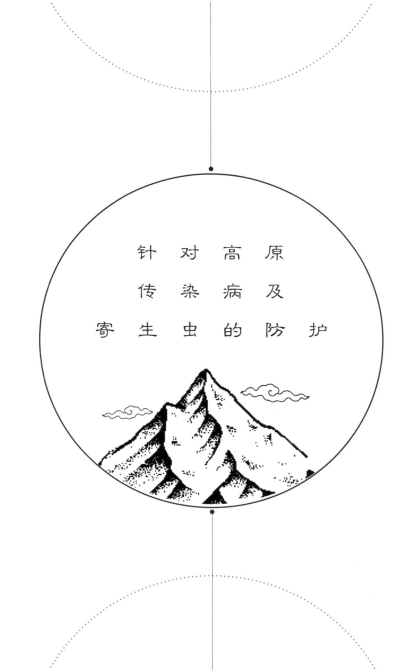

针对高原传染病及寄生虫的防护

涂建

中组部　团中央第二十批援青博士团成员 ●

青海省第四人民医院副院长 ●

北京市结核病胸部肿瘤研究所 ●
首都医科大学附属北京胸科医院副研究员　副教授

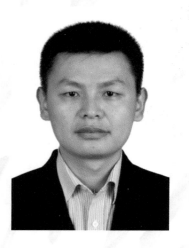

青藏高原常见的传染病有结核病、鼠疫、包虫病、布鲁氏菌病等。结核病是由结核分枝杆菌引起的慢性传染病，可侵及许多脏器，以肺结核最为常见，主要通过呼吸道传播。鼠疫是由鼠疫杆菌引起的一种发病急、病程短、传染性强、死亡率高的烈性自然疫源性传染病，在法定传染病中定为甲类传染病。人与患有或死于鼠疫的野生动物接触才有可能得病，通过跳蚤叮咬也可得病，肺鼠疫病人也可作为传染源，通过空气飞沫在人群中广泛传播。包虫病又称棘球蚴病，是人感染了棘球绦虫幼虫导致的一种流行于畜牧区的常见的人畜共患寄生虫病，其主要的传播媒介是狗。棘球蚴主要寄生在羊、牛等动物的内脏。布鲁氏菌病是由布鲁氏菌引起人畜共患的传染病。感染该病的家畜是主要传染源，罕有人与人之间的传播。人由于接触患病的牲畜或污染物而感染发病，能引起全身多个系统的损害，尤其是骨关节系统的损害较为明显。

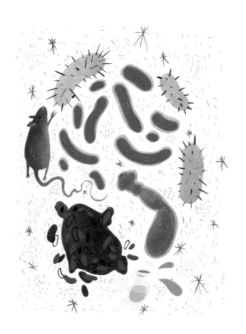

2. 结核病有哪些症状，该如何治疗？

患肺结核的全身症状为午后低热、乏力、食欲减退、消瘦、盗汗、女性月经失调等。其呼吸道症状有咳嗽、咳痰、咯血、胸痛、不同程度胸闷或呼吸困难等。当发生长期慢性咳嗽（超过两周）须到医院排查。

结核病的治疗需要至少 6 个月的服药周期，中间不能间断。其用药原则：

（1）尽早用药　　一旦确诊为肺结核，应及时进行治疗，并严格按照化疗方案规定的用药次数和间隔时间用药，避免漏服或中断服药。尽早用药不但有利于病情的恢复，更重要的是减少了在亲属和周围人群间传染的概率。

（2）联合用药　　选择两种以上抗结核药物联合治疗的方案，可提高治疗效果，延缓和防止结核菌产生耐药。联合用药应尽量选择由异烟肼、利福平、吡嗪酰胺或者由异烟肼、利福平制成的复合制剂。其优点是服用方便，提高服用顺从性，降低结核菌耐药发生率。

（3）全程用药　　一旦进行抗结核治疗，必须按照规定疗程全程用药。若中途或疗程未满停药，会造成治疗失败或复发。同时，超疗程无限期用药，既不能提高疗效，也易产生不良反应。另外，有条件时应进行定期血药浓度监测，以及时调整给药剂量，维持药物杀灭病菌的有效浓度，确保疗效。

3. 得了肺结核能上高原吗？

　　如已经过规律治疗，结核病得到控制的情况下，是可以上高原的。因为肺结核在一定程度上影响肺的呼吸功能，而高原的氧气相对稀薄，因此建议先去医院进行呼吸功能测定。上了高原得注意不能劳累，饮食规律，作息规律，一旦出现症状，应立即就诊。

4. 鼠疫的症状有哪些？如何预防鼠疫？

青藏高原是鼠疫高发区，旱獭是青藏高原鼠疫的主要宿主。鼠疫的潜伏期较短，一般在一到六天之间，多为两到三天。鼠疫的全身症状主要表现为发病急剧、高热、寒战、体温突然上升至 39 ～ 41℃，呈稽留热，剧烈头痛。有时出现中枢性呕吐、呼吸促迫、心动过速、血压下降。重症病人早期即可出现血压下降、意识不清、谵语等症状。鼠疫治疗仍以链霉素为首选，强调早期、足量、总量控制的用药策略。

对于包虫病而言，感染的狗是对人危害最大的传染源，如果狗被感染了包虫病，狗粪中会出现虫卵，可能对水源、环境造成污染，因此，必须加强意识。

（1）不吃未洗干净的水果、蔬菜，不吃生肉，尤其是动物内脏如肝、肺等，高原沸点偏低，尽量增加煮沸时间或使用高压锅。

（2）由于浅表水源可能被污染，因此，在用水时应当尽量使用流动、干净的水或煮沸的水。虫卵对热十分敏感，加热到60℃以上、持续 5 ~ 10min 即可杀死虫卵。因此，建议饭前使用流动的干净水洗手，并饮用煮沸过的开水。

（3）由于狗是包虫病最重要的传染源之一，狗的身上可能会携带有虫卵，因此，不建议与狗过于亲密地接触，尤其是流浪狗和野狗。部分狼等野生动物也会传播疾病，应避免接触。如接触后一定要洗手，洗手方法建议采用七步洗手法。

（4）平常要坚持锻炼身体。饮食要均衡，不暴饮暴食，另外也要改掉不良的生活习惯，提高身体的免疫力。

（5）进入肝包虫病地区工作、旅游的时候，在日常的生活、饮食上要提高警惕，当怀疑自己食用已感染的食物后要及时就医检查。

6. 布鲁氏病的特征有哪些？如何预防布鲁氏病？

人患布鲁氏病多表现为发烧、多汗、全身乏力、关节肌肉疼痛等。牲畜患该病可发生流产、死胎、不孕或患有睾丸炎等。

布鲁氏病系直接接触受感染动物的分泌物和排泄物，饮用未经消毒的牛奶、羊奶或食入含有活的布鲁氏菌的奶制品、吃未煮熟的肉而引起。一旦发现传染源，应加强病畜管理，将患畜隔离于专设牧场中，患病的人应及时隔离，对病人的排泄物、污染物应予消毒。

疫区的乳类、肉类及皮毛须严格消毒灭菌后才能外运。凡有可能感染本病的人员均应进行预防接种。

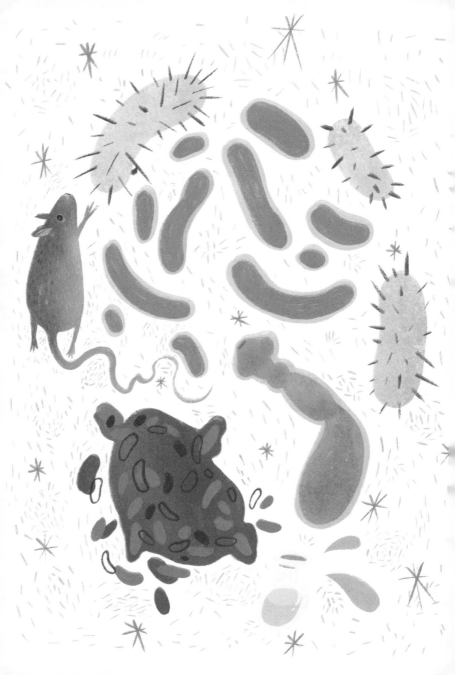

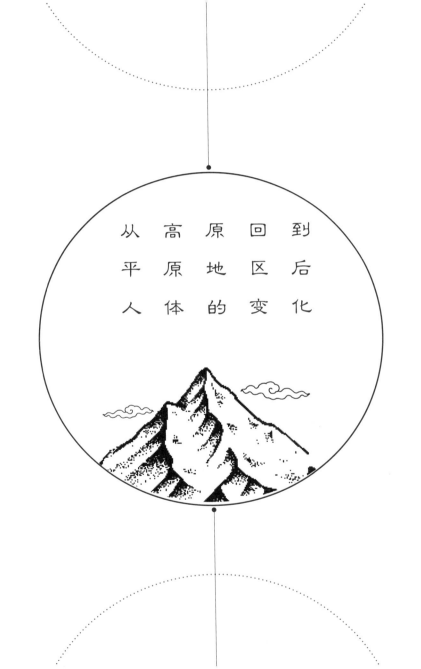

从高原回到
平原地区后
人体的变化

中组部　团中央第二十批援青博士团成员 ●

青海省人民医院副院长 ●

南京医科大学第一附属医院大外科副主任　博导　教授　主任医师 ●

南京医科大学第四临床医学院院长 ●

南京医科大学转化医学研究院副院长 ●

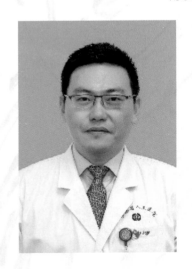

1. 返回平原后的"醉氧"反应是怎么回事？

"醉氧"反应是指从高原到平原地区后发生"脱适应综合征"的俗称，主要指久居高原或在高原居住数月至数年时间后，由慢性高原缺氧引起人体器官和组织结构发生的病理、生理方面的改变。当人体红细胞的压积和携氧能力在高原地区增强后，回到氧含量高的平原地区，机体暂时还没适应高氧环境，红细胞仍在高效率地运送氧气，这时，部分人群会出现心悸、头晕、嗜睡、全身乏力、心前区疼痛、智力减退等异常表现。少部分严重的"醉氧"反应和低海拔反应者不得不返回高原生活。

2 哪些因素会导致"醉氧"的发生？

（1）心理因素　　主要因不适应环境变化而导致的紧张、焦虑以及受家庭、社会关系方面诸多不良因子的刺激。

（2）环境因素　　内陆地区与青藏高原的生活环境相差极大，部分人从高原宁静有秩序的生活一下到喧嚣、拥挤的生活环境中难以适应。

（3）气候因素　　从高原低氧、干燥、温差较大的环境到平原常氧、潮湿的环境，有些人对高温高湿的环境难以耐受。

（4）功能因素　　人体器官功能在高原低氧环境中的变化，如低氧心储备、低氧通气驱动、血液功能等在回到平原后发生解脱或重新改组，机体一时难以承受及适应。

（5）疾病因素　　返回平原后，特别是心血管疾患及代谢性疾病的发病率明显上升。

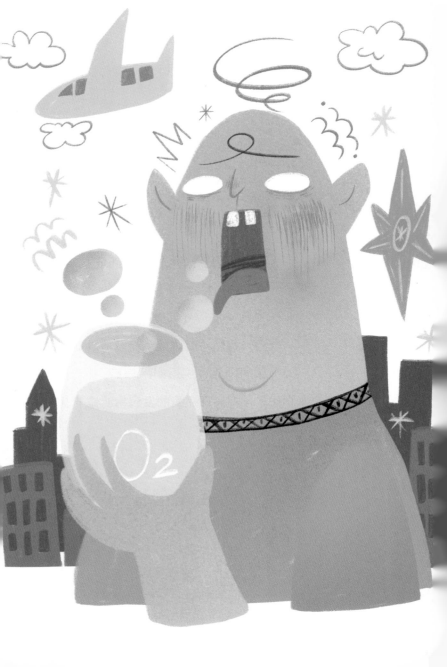

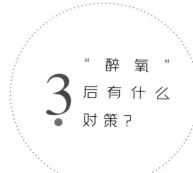

"醉氧"后有什么对策？

（1）要了解"醉氧"的相关知识，使患者明白这是人体适应环境的正常现象，指导患者正确认识"醉氧"过程，消除恐惧心理，放松心态。

（2）按阶梯式返回平原，能使机体缓解血氧含量的急骤变化，有利于机体恢复。

（3）养成良好的生活习惯，适当参加体育锻炼，逐渐增加活动量，增强机体免疫力，在一定程度上能减轻脱适应症状。

（4）坚持合理饮食，忌暴饮暴食。少饮酒，多吃抗氧化和维生素丰富的水果，如番茄、橘子、草莓、豆制品、茶叶等，有益于减缓"醉氧"反应，症状较重者还可服用维生素 E。

（5）"醉氧"反应严重者，可以进行高压氧治疗，高压氧可迅速提高机体血氧分压及血氧含量，增加组织内氧的弥散距离，进而改善脑功能。同时，高压氧治疗还可以降低血液黏稠度，改善机体各器官功能，促进细胞代谢，显著改善患者头晕、胸闷、耳鸣、乏力等症状，提高患者记忆力及反应能力。

（6）对"醉氧"反应特别严重者，可尝试一氧化氮治疗，一氧化氮能扩张肺血管，降低肺动脉压，进而改善心肺功能，促进心血管系统功能恢复。

（7）目前对"醉氧"反应的药物治疗主要集中在改善循环、抗缺氧、抗自由基的中药上，如复方红景天口服液、复方党参片、银杏叶片及复方刺五加片等效果较好。

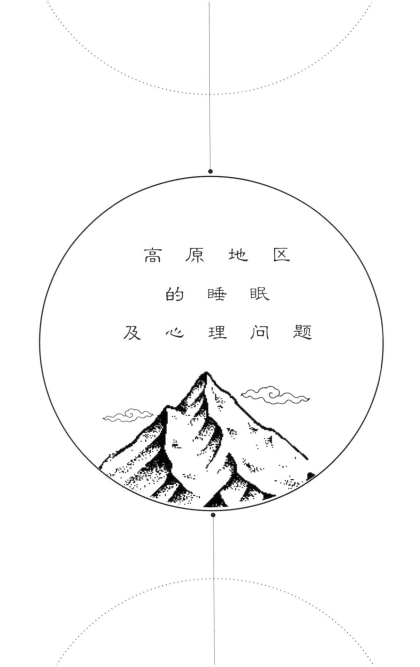

高 原 地 区
的 睡 眠
及 心 理 问 题

刘帅

中组部　团中央第二十批援青博士团成员 ●

青海省第三人民医院院长助理 ●

南方医科大学南方医院精神心理科主治医师　心理治疗师 ●

国际注册多导睡眠技师 ●

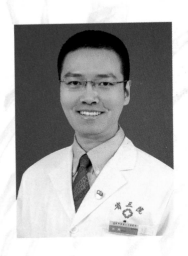

（1）认知准备　　良好的心理素质是克服和战胜高原反应的重要法宝。不要一说去高海拔地区，就觉得很害怕。要认识到，高原反应是十分正常的生理现象，通常可以随着时间推移或采取适当措施而逐渐减轻、消失。要以放松的状态和乐观的心态，积极面对即将到来的高原生活；紧张、恐惧的情绪反而会使高原反应加重。同时，可以了解高原反应的常见表现（如头痛、失眠）及有效的应对措施，也能够帮助减轻恐惧感。可以随身携带安全有效的止痛药（如布洛芬、对乙酰氨基酚）和安眠药（如佐匹克隆片、右佐匹克隆片、唑吡坦）以快速缓解头痛和失眠症状；必要时可以准备便携式氧气罐，通过吸氧

1. 到高海拔地区前感到恐惧怎么办？

来缓解高原反应；如果高原反应确实难以忍受，则可以通过快速下降到低海拔地区来缓解症状。

（2）生理准备　　在去高海拔地区之前，须把自己的身体调整到较好的状态。体检是有必要的，如果确实存在不适宜进入高海拔地区的疾病，则不能勉强，须遵从医嘱。例如，有明显心、肺、脑、肝、肾等疾病，严重贫血、高血压或视网膜疾病患者，均不宜进入高海拔地区；患有感冒、发烧，体温在38℃以上，或者虽然体温低于38℃，但呼吸道及全身症状明显者，均应暂缓进入高原。同时，去高海拔地区前，可服用红景天、西洋参等一些抗缺氧、增强机体免疫力的保健药物，这些药物具有一定的辅助效果，但注意此类药物不可多种同时服用，且须至少提前两周使用。

总之，高原反应并不可怕，有多种办法应对，或可自行消退，而对高原反应的恐惧，才是更需要关注和避免的。

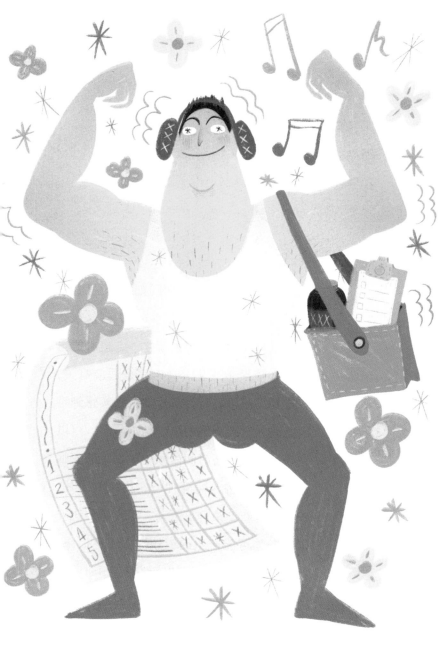

在高原期间失眠怎么办？ **2.**

对于来高原后短期内（如一个星期内）出现的失眠现象，首先，要意识到这很有可能只是高原反应的表现之一，也可能与睡眠环境发生变化、尚未完全适应有关，通常几天后可自行缓解。如果确实感到难以忍受，白天困倦明显、精力不足，可以在医生指导下短时间内服用小剂量的安眠药物，例如佐匹克隆片、右佐匹克隆片、唑吡坦等新型镇静催眠药，可避免传统安定类药物可能产生的依赖性等不良后果。通常可按需服用（例如感到确实短时间内睡不着时），或连续服用一到两周，最多不超过一个月，并在停药前缓慢减量（如每 3 天或每周减少 1/4 片），以避免停药后的症状反弹。此外，对于高原反应引发的失眠，可以在睡眠期间在室内放置吸氧装置，以改善睡眠。

如果来到高原较长时间（如一个月甚至更长时间）后，仍然失眠，则须采用"失眠认知行为治疗"（CBTI）进行有针对性的处理。它通过对与失眠相关的不良观念、态度和行为进行调整和纠正，可有效缓解失眠症状，对慢性失眠的疗效优于药物治疗。CBTI 包含五大类方法：睡眠卫生教育、刺激控制法、睡眠限制法、放松训练和认知疗法。其中，睡眠卫生教育是可以用于自我调节的有效方法，也是其他几种疗法的基础。通过睡眠卫生教育，了解睡眠卫生知识，找出并改正不良的睡眠卫生习惯，营造良好的睡眠环境，可有效地改善睡眠。具体方法如下：

（1）维持规律的睡眠时间和睡眠习惯　①你只须睡到第二天能恢复精力即可：睡眠时间并非要按照"8 小时"等标准，在床上花费过多时间，会导致片段睡眠或浅睡眠。②每天同一时刻起床，一周七天全是如此：同一时间起床、同一时刻就寝，能帮助建立"生物钟"。不管睡了多久，第二天一定要规律地起床。③不要试图入睡，这样可能会加重入睡困难。相反，可离开卧室并做一些温和的活动如读书报、听音乐、散步等。④把闹钟放到床下或较远的地方，反复看时间会引起担心、愤怒和挫败感，这些情绪会加重失眠。⑤避免白天午睡或打盹，白天保持清醒状态有助于夜间睡眠。

（2）保持良好的行为习惯　①规律锻炼：运动可帮助减轻入睡困难并加深睡眠。制定锻炼时刻表并遵照执行，可选择在白天或傍晚的固定时间；注意不要在睡前两小时内进行剧烈运动。②规律热水浴：睡前一到两小时的热水浴，也有助于增加深睡眠。③睡前一个半小时内避免接受强的刺激：不做容易引起兴奋的脑力劳动或观看容易引起兴奋的、恐怖性的书籍和影视节目；避免与人争论。④睡前避免接触电子设备：睡前一小时内避免接触手机、游戏机、平板电脑、电脑、电视等带发光屏幕的电子设备。⑤别把问题带到床上：烦恼会干扰入睡，并导致浅睡眠。晚上要早点解决自己的问题或制订第二天的计划。如果躺在床上仍感到控制不住地想事情,可采取记录"烦恼记事本"的方法：把头脑中的想法全部写在本子上，然后把本子合上，放在床头的抽屉里，告诉自己："我的烦恼都已经写在记事本上了，现在我可以睡觉了。"这样有助于减少烦恼、帮助入睡。

（3）营造舒适的睡眠环境　　①确保寝具舒适：舒适的寝具可帮助入睡。②确保卧室不受光线和声音的干扰：舒适、安静的睡眠环境有助于减少夜间觉醒。铺上地毯、拉上窗帘及关上门都会有所帮助；必要时可戴眼罩、耳塞。③确保卧室夜间的温度适宜：睡眠环境过冷或过热可能会影响睡眠。

（4）保持良好的饮食习惯　　①规律进餐且不要空腹上床：饥饿可能会影响睡眠,

睡前进食少量零食（如碳水化合物）能帮助入睡，但避免进食过于油腻或难消化的食物。②夜间避免过度饮水：为了避免夜间尿频而起床上厕所，避免就寝前喝太多水(包括饮料)。③减少所有咖啡类产品的摄入：咖啡因类饮料和食物（咖啡、茶、可乐、巧克力）会引起入睡困难、夜间觉醒及浅睡眠。④避免饮酒，尤其在夜间：饮酒可能帮助紧张的人更容易入睡，但之后会引起夜间易醒、早醒。⑤避免吸烟：尼古丁是一种兴奋剂，夜间吸烟可引发失眠。

除睡眠卫生教育外，CBTI 的其他方法可在专业医师或心理治疗师的指导下进行，有关内容可参见中国医师协会睡眠医学专业委员会发布的《新型冠状病毒肺炎防控时期健康睡眠手册》及配套视频（可在网上自行搜索阅读、观看）。如果感到失眠严重、难以改善，则应及时寻求精神心理科、睡眠医学科等专科医师的诊治。

3

怎 样 能 够 更 快 、 更 好 地 融 入 当 地 生 活 ？

首先，最重要的是结交当地的朋友。不论去哪里，只有当地人才会带给你当地最真实的生活、最接地气的文化风俗习惯、最地道的饮食。要多与本地人聊天、交往，情况允许时可去他们的家中做客，和他们的孩子一起玩耍，欣赏他们的生活智慧，感恩他们的质朴款待。这是融入当地最快也最有效的方法。

其次，主动乘坐当地公共交通，吃路边摊（或者是本地人经常光顾的饭店、小吃），逛当地人聚集的夜市（或各种市场），参观当地人景仰的寺庙或者圣地，做到谦虚好问、有礼有节，这样会很快融入当地的生活，受到本地人的欢迎。

在高原多民族地区，如何处理好人际关系？4.

（1）互相尊重　要尊重对方的生活、文化和风俗习惯。任何好的人际关系都会让人体验到自由、无拘无束的感觉。如果一方受到另一方的限制，或者一方要看另一方的脸色行事，就无法建立起高质量的心理关系。

（2）乐观主动　给对方一个微笑，对方也会回报你一个笑脸，这样就形成了爱的传递。主动对人友好，主动表达善意，能够使人产生受重视的感觉。不管遇到什么人、什么事，都要乐观地去面对，用积极的心态去处理，这样，所有的问题会迎刃而解。

（3）真诚待人　　真诚是打开别人心灵的钥匙，因为真诚的人会使他人产生安全感，减少自我防卫。越是好的人际关系，越需要双方暴露一部分自我，也就是把自己的真实想法拿出来与他人交流。当然，这样做也会有一定的风险，但是完全把自我包裹起来是无法获得别人的信任的，也难以建立紧密的人际关系。

5. 在高原地区感到工作压力大怎么办？

（1）要具体别宽泛　　通常，情绪容易低落的人拥有被称为"过于宽泛的记忆"，也就是说，容易以模糊、宽泛的描述来记忆、思考事情，而不是以具体精准的方式。比如，不要想"我有许多工作要做"，应该努力做到具体化，可调整为"我要写2000字的文章"。具体化的好处在于，让工作任务显得切实可行。

（2）化大任务为小步骤　　医生告诉你，每天要喝8杯水。我们可以设想一下，你如何完成未来50年的喝水任务？如果一下子将14.6万杯水摆在你面前，你会觉得难以完成。但如果设置每个小时内喝一杯水，这样就容易实现。同样，如果把工作任务分解成小步骤，一次完成一步，压力就会变小。

（3）一次只干一件事　　一段时间内应专注于一件事，完成后再着手另外的任务。当脑海里不时冒出新想法、新念头，做事情时也是"东一下、西一下"，这样很可能一事无成。每次只干一件事，这样能有效减轻压力。

（4）放弃完美，知足常乐　　对自己的表现抱有客观的、符合实际的期盼的人，比那些要求自己百分百完美的人更能承受压力。从"完美主义者"和"知足常乐者"的对比研究中发现，总是追求最好结果的"完美主义者"遗憾更多。不妨将期望值从"完美无缺"降低到"令人满意"，就不会增加不必要的压力。

（5）相信能力会提升　　大部分人的一个压力源——自己的能力就这样了，没什么提升和努力的空间。研究显示，如果认为自己的能力提升不了，就会相信"命"，觉得努力、坚持都是没用的。而如果相信自己的能力会不断提升，人就会花时间学习新技能、积极解决问题，而不是在焦虑的漩涡里打转。

（6）积极面对"没表现好"　　当表现不佳时你是怎么看待自己的？是觉得努力不够、能力不足、运气不佳，或者说是任务太难了？如果把任务失败的原因解释为能力不足，那你就会感到无力、无助、无望；而如果把失败的原因解释为"任务太难"，那你对自己的看法就没有那么负面，但很可能得过且过；而如果把失败解释为"努力不够"，那你就更有可能努力地去克服困难。

（7）客观地看待工作　　当一个人对工作任务赋予太多意义时，压力就会更大。比如，一个年轻人认为，如果他不能以领导满意的标准完成任务，那么自己就是个失败者，甚至会丢掉工作，在家人和朋友面前抬不起头。其实大可不必把工作看得那么重，除了工作，生活中还有许多美好的事物值得去追求。尤其是过了一段时间后回望过去，你会发现当时令人感到压力的工作任务，其实都不是什么事儿。客观地看待工作，减轻压力，反而有利于集中精力，更好地开展工作。

6 在高原地区工作时感到落差感很大怎么办？

（1）加强修养，遇事泰然处之

很多时候，落差感缘于客观条件的限制，是难以避免和改变的。应当养成乐观、豁达的个性，平静地接受客观现实，并随之调整自己的生活和工作节奏，主动地避免因客观因素对心理造成的冲击。

（2）积极面对环境变换　　要认识到，人们长期处在一个过于安逸的环境里反而容易诱发心理失衡。新的环境，尽管可能与自己的想象有所差异，但这就要求我们更要勇于面对挑战性的工作和生活，如此可以激发人的潜能与活力，使自己始终保持积极向上的心态。

（3）正确认识个人与集体的关系

要根据集体的要求，随时调整自己的认知和行为，使之更符合集体规范。要摆正个人与集体的关系，正确对待得失成败，有助于减少心理失衡。

（4）尽力寻找情绪体验的机会　一是多想想自己所从事的事业，时时创新，做出新的成绩，跃上新的台阶；二是要关心他人，与亲朋好友、同事同甘共苦；三是多参加公益活动，为当地群众造福。

（5）合理安排生活，培养多种兴趣工作之余，须培养自己的兴趣爱好。爱好广泛者总觉得时间不够用，生活丰富多彩就能驱散负面情绪，并可增强生命的活力，令人生更有意义。无论唱歌弹琴、写作绘画、集邮藏币，都会使人们进入一种新的境界并从爱好之中寻找到乐趣。

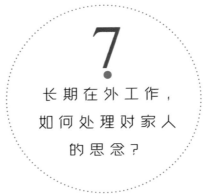

7

长期在外工作，
如何处理对家人
的思念？

长期在外工作，思念家人是人之常情。但既来之则安之，上班的时候自然要把自己的工作做好。而思念家人，也只有放在业余时间。这样，在做好本职工作的同时也会减轻对家人的思念。

如果在上班的时候去思念家人，一心二用，往往处理不好工作，也更难完成复杂和困难的工作。久而久之，会养成一种不良的工作习惯，由此带来的不良影响，也会让领导和同事产生不好的印象，甚至贴上某种标签。这是不少长期在外工作的人应该注意的。因此，思念家人最好的方式就是彼此间进行定期的交流。

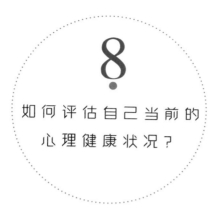

8.

如何评估自己当前的
心理健康状况？

　　心理健康状况包含多个方面，可以通过多种量表
进行评估。例如，90 项症状自评量表（SCL—90）可
以评估多种可能出现的心理问题，但由于该量表的条
目和维度偏多，需要专业人员进行计分和解读，故在
此不做详细介绍。以下介绍两个常用而简洁的量表，
可以用于评估心理健康状况中最常出现的抑郁和焦虑
问题，便于自行计分、解读。

　　（1）抑郁的评估：采用 9 项患者健康问卷（PHQ-9）
量表，具体如下：在过去的两个星期，您有多少时间
受到以下问题困扰？

		完全没有	有几天	一半以上日子	几乎每天
1	做事时提不起劲或没有兴趣	0	1	2	3
2	感到心情低落、沮丧或绝望	0	1	2	3
3	入睡困难、睡不安或睡得过多	0	1	2	3
4	感觉疲倦或没有活力	0	1	2	3
5	食欲不振或吃太多	0	1	2	3
6	觉得自己很糟或很失败，或让自己、家人失望	0	1	2	3
7	对事物专注有困难，例如看报纸或看电视时	0	1	2	3
8	行动或说话速度缓慢到别人已经察觉，或刚好相反——变得比平日更烦躁或坐立不安，动来动去	0	1	2	3
9	有不如死掉或用某种方式伤害自己的念头	0	1	2	3

将每道题目得分（0～3分）相加，得到总分（0～27分），根据总分判断目前是否存在抑郁症状及其严重程度:0～4分为无抑郁症状，5～9分为轻度，10～14分为中度，≥15分为重度。

（2）焦虑的评估：采用 7 项广泛性焦虑障碍
（GAD-7）量表，具体如下：在过去的两个星期，您
有多少时间受到以下问题困扰?

		完全没有	有几天	一半以上日子	几乎每天
1	感觉紧张，焦虑或急切	0	1	2	3
2	不能够停止或控制担忧	0	1	2	3
3	对各种各样的事情担忧过多	0	1	2	3
4	很难放松下来	0	1	2	3
5	由于不安而无法静坐	0	1	2	3
6	变得容易烦恼或急躁	0	1	2	3
7	感到似乎将有可怕的事情发生而害怕	0	1	2	3

将每道题目得分（0 ~ 3 分）相加，得到总分
（0 ~ 27 分），根据总分判断目前是否存在焦虑症状及
其严重程度:0 ~ 4 分为无焦虑症状，5 ~ 9 分为轻度，
10 ~ 14 分为中度，≥ 15 分为重度。

9 如果真的感觉自己抑郁、焦虑了怎么办？

如果感觉自己可能存在抑郁、焦虑，首先可通过上述 PHQ-9、GAD-7 量表进行自我评估，并对照评分标准，判断自己目前症状的严重程度。如果得分小于 5 分，则可不必担心，保持正常的生活和工作状态；如果得分在 5 分以上，尤其是已经达到中度，甚至重度抑郁和焦虑的程度，则须及时寻求专业的精神心理科医师或者心理治疗师的帮助，进行专业的药物治疗或心理治疗，并须严格遵循医嘱，尤其是在药物治疗时，绝不能自行减药、停药。而自己需要做的，是尽可能保持乐观的心态，相信自己一定可以好起来，并抽时间读书、看报、听音乐，配合适当的运动，有助于抑郁、焦虑情绪的恢复。

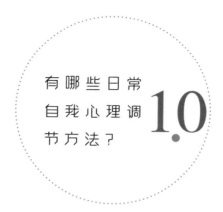

有哪些日常自我心理调节方法？10.

（1）转移注意法　　在不高兴时，把注意力转移到愉快的事情上去。当我们认识到痛苦是不可避免的，只能默默地忍受时，就要尽快、尽可能积极主动地将自己的注意力转移到那些最有意义的事情上去，转移到最能使你感到自信、愉快和充实的或不会让自己痛苦的活动上去。这种方法的关键是尽量减少外界刺激的输入量，尽量减少它的影响和作用。例如，心情不好时，上街散散心、听听音乐、画画等，以改善情绪。

（2）沟通缓解法　　沟通时不仅能交流思想感情，还能释放工作带来的紧张感。敞开心扉，与同事、家人或朋友交流思想、倾诉烦恼，会消除孤寂、紧张的心理。

（3）情绪宣泄法　　当人们处于激烈的情绪状态时，要有意识地采取合理的途径直接或间接地表达情绪体验和反应。例如，可以将自己脑子里的想法和感受写下来；如果感到难过、悲伤，也要允许自己通过哭泣的方式来表达。此外，如前所述，听音乐、画画等转移注意法以及与家人、朋友交流的沟通缓解法也属于情绪宣泄的有效方式。

（4）认知改善法　　换一个角度看

待令人烦恼的问题,从更深、更高、更广、更长远的角度来看待问题,对它做出新的理解,以跳出原来的思维限制,使自己的精神获得解脱。"塞翁失马,焉知非福""不幸中的万幸"等就是典型的认知改善法的用语,可将注意力集中到对自己有利的一面。这是在面对不利处境时保持良好心态的重要方法之一。

（5）放松训练法　　可通过腹式呼吸、渐进式肌肉放松、正念冥想、想象放松等方法进行放松,通过松弛肌肉,达到身体上的放松,进而降低整个机体的活动水平,达到精神上的放松。其中,最常用的是腹式呼吸和渐进式肌肉放松

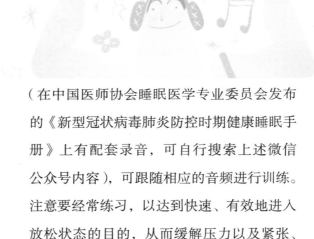

（在中国医师协会睡眠医学专业委员会发布
的《新型冠状病毒肺炎防控时期健康睡眠手
册》上有配套录音，可自行搜索上述微信
公众号内容），可跟随相应的音频进行训练。
注意要经常练习，以达到快速、有效地进入
放松状态的目的，从而缓解压力以及紧张、
焦虑的情绪。

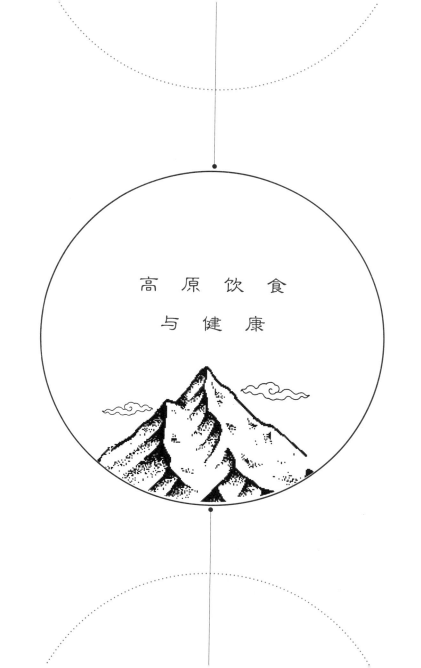

高原饮食与健康

中组部　团中央第二十批援青博士团成员 ●

青海省西宁市第二人民医院副院长 ●

浙江湖州市中心医院消化科常务副主任　主任医师　硕士生导师 ●

刘
江

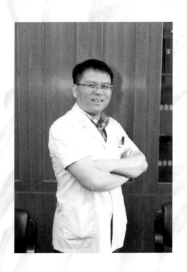

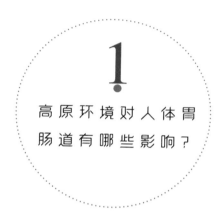

1

高原环境对人体胃肠道有哪些影响？

对人体有显著影响的海拔高度是3000m以上，全身脏器对缺氧较敏感的是神经细胞、心肌细胞和肝细胞。低压低氧环境抑制胃肠道运动，胃酸减少，唾液腺分泌减少，缺氧导致肝纤维化，因此容易出现食欲缺乏、腹胀、腹泻或便秘、上腹部疼痛等消化道症状。

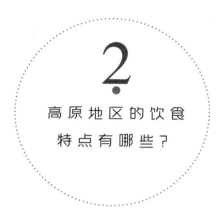

2
高原地区的饮食特点有哪些？

高原地区低气压缺氧，寒冷且温差大，干燥，紫外线强，不适合平原作物的生长。长期以来，高原地区形成了以牛羊肉、面食为主的饮食结构，人们喜食辛辣的食物，口味重，这种饮食结构及饮食习惯，容易加重胃肠道器官的负担，在海拔3000m以上的区域尤为明显。

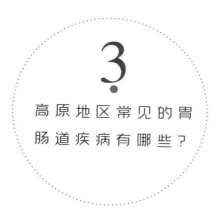

3.

高原地区常见的胃
肠道疾病有哪些?

　　高原低压低氧环境下胃肠道黏膜的
屏障功能减弱，消化道腺体分泌减少，
容易发生消化性溃疡，在急速进入高海
拔地区的情况下，消化道容易出血。

　　长期的缺氧环境也容易导致萎缩性
胃炎的发生。如果进入高原地区，不注
意饮酒量则易产生肝功能损害。重度的
消化性溃疡、肝硬化活动期的患者也建
议在疾病得以控制后再进入高原地区。

高原地区的饮食注意事项有哪些？

（1）进入高原后要多吃碳水化合物、易消化的食品，以软、流食为佳，如面条、稀饭；多喝水，使体内保持充分的水分；每餐不宜过饱，七八分饱即可。最好不要饮酒和吸烟。

（2）肌体对水分的需求十分迫切，可常饮些茶水或果汁饮料，适量的酸性饮料可利于纠正碱中毒、补充能量和水分。因气候干燥，酥油茶可有效抵御高原恶劣气候，还应多吃蔬菜、水果、瘦肉等富含维生素、蛋白质和高热能的食物。可以进食一些巧克力等高热量食物，但要适量，高甜食物会导致胃酸增加，产生不适。

（3）有消化道疾病的人群，建议考虑带着以下药品：红景天、西洋参含片、维生素 C、胃药。根据需要适量口服或以备不时之需。

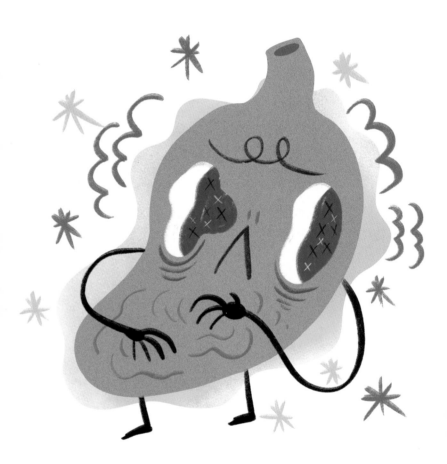

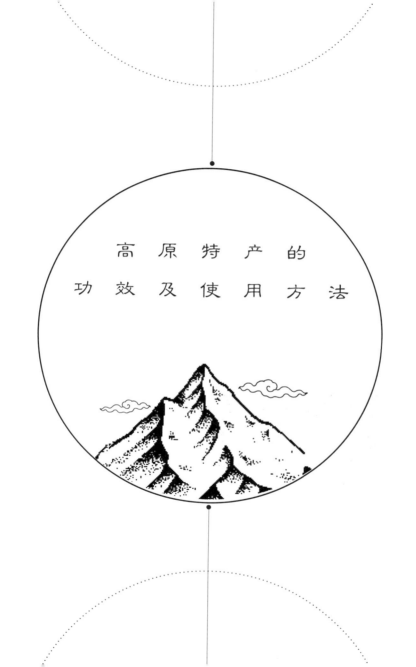

高 原 特 产 的
功 效 及 使 用 方 法

中组部　团中央第二十批援青博士团成员　●

青海大学附属医院副院长　●

华中科技大学同济医学院附属同济医院泌尿外科主任医生　教授　●

王志华

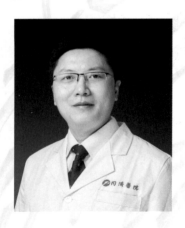

1. 枸杞的功效和食用方法有哪些？

枸杞是一种药食同源的保健品，食用及药用价值均很高，经常吃枸杞可以强身健体。枸杞含有多种氨基酸、大量的胡萝卜素、生物碱、酸浆红素、亚油酸、甜菜碱、烟酸、牛磺酸、维生素B、维生素C以及钙、磷、铁等物质。对于现代人来说，其最实用的功效就是抗疲劳和降低血压，除此之外，枸杞还具有延缓衰老、调节血脂和血糖、补肾益精、养肝明目、补血安神、生津止渴、润肺止咳等功效。虽然枸杞具有很好的滋补和治疗作用，但也不是所有的人都适合服用的。由于它温热身体的效果相当强，但感冒发烧、炎症、腹泻的人群尽量避免食用。

　　食用方法：①新摘的枸杞汁浓充盈，味甘润口，每日可食 10g 左右，不宜多。②将枸杞单独或加入复方遵医嘱煎服；③置酒中浸泡，通常 500g 枸杞加白酒 1500g，浸泡两周即可饮酌。④枸杞泡茶，每次可放 8 到 10 颗枸杞与茶叶一起泡水喝，反复冲饮，味道甘甜郁浓。⑤将枸杞调入菜肴。

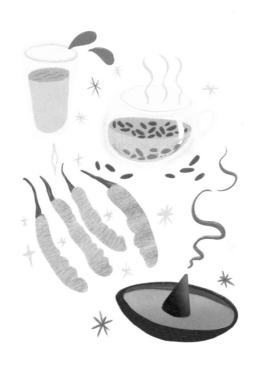

2

虫草的功效和食用方法有哪些?

药理学研究发现，冬虫夏草含有虫草酸约 7%，碳水化合物约 28.9%，脂肪约 8.4%，蛋白质约 25%，脂肪中 82.2% 为不饱和脂肪酸，此外，尚含有维生素 B12、麦角脂醇、六碳糖醇、生物碱，是著名的滋补药，炖肉时放入虫草，有补虚健体之效，适用于治疗肺气虚和肺肾两虚、肺结核等所致的咯血或痰中带血、咳嗽、气短、盗汗等，对肾虚阳痿、腰膝酸疼等亦有良好的疗效，是年老体弱者的滋补佳品。

食用方法：①研磨成粉，温开水送服：将虫草拿到药房研磨成粉 (亦可装入胶囊)，每次取一小勺，约 1 ~ 1.5g，温开水送服，早晚各一次，连服半月可见显著效果；②虫草煮水：每次取冬虫夏草 1 ~ 1.5g，洗净之后，文火煮沸，并浸泡约五分钟之后饮用嚼服。每日两次，早晚各一次，连服半个月可见显著效果。

3

高原的低压低氧环境和水源对人体有哪些影响？

自古以来，人们常把山区多长寿的原因归于青山绿水。通过进一步研究发现，高山的低氧空气是有益于健康的重要因素。高山地区氧分压的绝对值下降，海拔越高，氧分压越低。如海拔 5000m 高原空气中氧的含量只有平原地区的一半。适度的缺氧，如在海拔 1500 ～ 3500m 地区时，人体会产生一系列的生理适应过程，心率加快，心脏排出量增加，冠状动脉血流量可增加几倍，同时呼吸运动及肺功能也得到增强。因此，适度的低氧负荷锻炼了心肺功能和造血功能，从而增进人体健康。

海拔每升高 1000m，平均大气温度下降 6℃，人体的新陈代谢就会相应减慢，寿命就会延长。有关科学调查表明，生活在寒带的人平均寿命要比生活在热带的人长 10～30 岁。我国的百岁老寿星也大多在比较寒冷的西北地区，得益于适度高原的寒冷环境。

研究认为，饮用水过软或过硬都会不利于健康。长期饮用过软的水，心血管疾病的患病率和死亡率均比饮用硬水的人高，这是因为水中的钙、镁离子对于维持心肌的离子平衡起着重要保护作用。此外，软水经地层流出或通过自来水管时，由于水过软，水的可溶性过强，会溶入某些有害健康的金属元素，使饮水中有毒物质增加，这也是心血管疾病发生率增高的一大因素，而高原饮用水虽然硬度偏高，但大多数在 25 度以下，其中钙、镁离子含量适中，护心抗衰，而且水已有一定硬度，不利于有害金属元素溶入，更加环保无害，利于长寿。

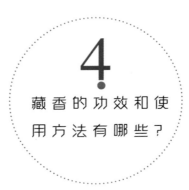

4

藏香的功效和使用方法有哪些？

　　藏香是由多种名贵中草药按比例经物理混合、配制而成，极具药用价值。藏香的药用机理是解毒、杀菌、抗感染、抗病毒，可杀灭空气中的致病微生物，净化空气，预防病毒的传播。室内燃藏香，可预防流感、疟腮、手足口病及心脑血管疾病的发作。芳香弥散，可松弛骨骼肌、镇痛、改善关节功能，加强物质代谢，缓解精神紧张，减轻神经性头痛，提高睡眠质量。

　　使用方法：藏香多数用于佛教祭祀活动，亦有少量家居的除晦辟邪。藏香的运用仍以佛教祭祀活动为主，使用时只需要在室内点燃即可，但要避免引起火灾。

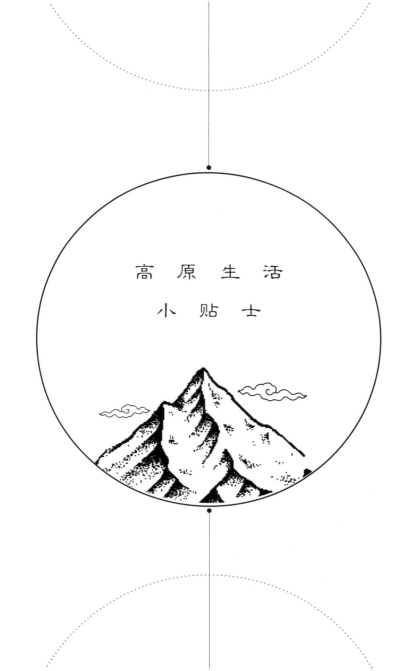

高 原 生 活
小 贴 士

中组部　团中央第二十批援青博士团成员　●

青海大学附属医院副院长　●

北京医院普外科副主任医师●

崔红元

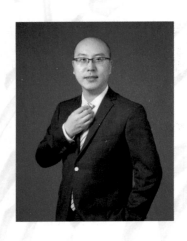

　　在高原环境中生活、工作、学习、旅游时，遵循自然规律，做好自我防护，在领略高原独特风光的同时，尽最大可能避免急进高原环境带来的伤害。下面是一些生活小贴士。

1. 在高原上为何要关注防晒问题？

防晒须重视，因为高原空气稀薄清洁，尘埃和水蒸气含量少，大气透明度比平原地带高，太阳辐射透过率随海拔高度增加而增强，强紫外线和太阳辐射会对暴露的皮肤、眼睛造成损伤，皮肤损伤表现为晒斑、水肿、色素沉着、皮肤增厚及皱纹增多等。高原地区太阳光中的强紫外线辐射容易引起眼睛的急性损伤，会引起急性角膜炎、白内障、视力障碍及雪盲症。所以，防晒霜、帽子、遮阳镜、遮阳伞、防晒服等防晒工具要及时准备，既能避免较强的太阳光辐射对皮肤、眼睛等部位的损伤，又能防止机体水分因曝晒而丢失。

2 高原上饮水要注意什么事项?

　　水是人类赖以生存的重要条件,也是人体的重要组成部分。因此,饮用什么样的水至关重要。高原有着高海拔且多山的自然环境,例如贵州、云南、西藏多有高原喀斯特地貌,其水源中钙、镁离子较多,造成高原的饮用水硬度偏高,如果居住在软水地区的人,一旦饮用水硬度极高的地区的饮用水,会因一时的不适应,出现腹泻和消化不良以及胃肠道功能紊乱等症状。所以,建议进入高原地区的人群,尽量饮用净化水、矿泉水,或饮用煮开的水,煮开的水不仅能适当降低水的硬度,还能杀死水源中存在的细菌、寄生虫卵(包虫虫卵)等有害物。此外,由于随着高原海拔的升高,水的沸点在降低,有条件的应使用高压锅煮水。

"高处不胜寒"，高原的气温随着海拔高度的升高而逐渐下降，一般每升高1000m，气温下降约6℃，有的地区甚至每升高150m可下降1℃。高原大部分地区空气稀薄、干燥少云，白天地面接收大量的太阳辐射能量，近地面层的气温上升迅速，晚上，地面散热极快，地面气温急剧下降。因此，高原昼夜温差大，有时可以感受到"一天如四季"，历尽寒暑，白天烈日当空，有时气温高达20～30℃，而晚上及清晨气温有时可降至0℃以下。所以注意防晒的同时，也须重视防寒防冻，建议备羽绒服、棉裤、冲锋衣、手套、帽子、围巾、雨衣等防寒防雨保暖的物品。

3. 高原上防寒的重要性有哪些？

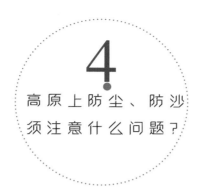

4.

高原上防尘、防沙
须注意什么问题？

　　高原地区因多有风沙及扬尘天气，不仅给出行带来不便，还会对眼睛、皮肤、肺等器官造成伤害。人在未采取适当防护措施而遭遇高密度沙尘时，易引起流泪、咳嗽、咳痰、突发气促、胸痛、胸闷、头疼、头晕等不适，部分患者因扬尘引起支气管哮喘，严重时危及生命。所以在发生风沙天气时，须戴防护镜，避免使用隐形眼镜，以免尘土落入眼睛。尽量减少外出，骑车、开车要谨慎，能见度差时，要减速慢行。及时关闭门窗，做好防风防沙准备，把易被风吹动的搭建物固定好,妥善安置易受沙尘暴影响的室外物品。沙尘天气如果伴有大风,要远离悬崖、高山、高层建筑、工地、广告牌、老树、枯树等，以免被高空坠物砸伤。

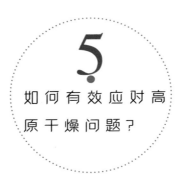

5.
如何有效应对高原干燥问题？

　　由于高原地区空气中的水分随着海拔高度的增加而递减，所以海拔愈高气候愈干燥。加之，高原地带阳光辐射强，风速大，易造成机体水分的散失。故在高原地带活动时，须注意适量地补水。如运动后大量出汗，汗液带走了不少无机盐，如钠、钾、镁等。喝一些淡盐水十分有必要（500mL 水可加 1g 盐）。此外，剧烈运动会消耗大量的热量，尤其在高原缺氧环境下，体内贮存的糖量无法满足运动的需要。因此，参加剧烈运动后，适当补充糖水，可及时补充体内能量消耗。

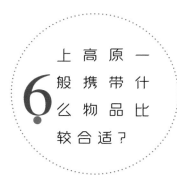

上高原一般携带什么物品比较合适？

　　为应对高原地区特殊气候及环境，建议准备如下物品：遮阳帽、太阳镜、防护镜、防晒霜、防冻膏、防晒服、雨伞（雨衣）、羽绒服、登山鞋、水壶、指南针、手电筒、充电宝，适当携带应急药物（感冒药、止泻药、抗过敏类、晕车药、驱蚊虫类）及现金，有条件的可携带氧气瓶。

高原健康自我管理记录表

戚继荣

时间	收缩压 （mmHg）	舒张压 （mmHg）	脉搏 （次/分 钟）	血氧饱和度 （%）	自述症状

致谢：

青海省委组织部

青海省科技厅

青海省卫生健康委员会

青海大学附属医院

南京欧美同学会

中组部　团中央第二十批援青博士团成员

（全书绘图由南京欧美同学会徐昱霖女士完成）

戚继荣

2020 年 5 月 18 日